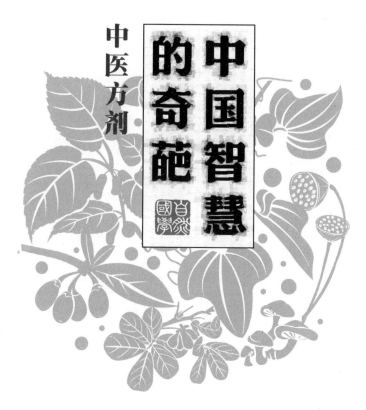

中医方剂

中国智慧的奇葩

祝世讷●著

深圳出版发行集团
海天出版社

图书在版编目（CIP）数据

中国智慧的奇葩：中医方剂 / 祝世讷著. —

深圳：海天出版社，2013.2

（自然国学丛书）

ISBN 978-7-5507-0652-1

Ⅰ．①中… Ⅱ．①祝… Ⅲ．①方剂学 Ⅳ．①R289

中国版本图书馆CIP数据核字（2013）第013370号

中国智慧的奇葩——中医方剂
Zhongguo Zhihui De Qipa Zhongyi Fangji

出 品 人　尹昌龙
总 策 划　尹昌龙
出版策划　毛世屏
丛书主编　孙关龙　宋正海　刘长林
责任编辑　秦　海
责任技编　蔡梅琴
封面设计　同舟设计/李杨

出版发行　海天出版社
地　　址　深圳市彩田南路海天大厦（518033）
网　　址　www.htph.com.cn
订购电话　0755-83460293（批发）　83460397（邮购）
设计制作　深圳市同舟设计制作有限公司　Tel：0755-83618288
印　　刷　深圳市金豪毅彩色印刷有限公司
版　　次　2013年2月第1版
印　　次　2013年2月第1次
开　　本　787mm×1092mm　1/16
印　　张　8.75
字　　数　101千
定　　价　26.00元

总　序

　　21世纪初，国内外出现了新一轮传统文化热。广大百姓以从未有过的热情对待中国传统文化，出现了前所未有的国学热。世界各国也以从未有过的热情学习和研究中国传统文化，联合国设立孔子奖，各国雨后春笋般地设立孔子学院或大学中文系。很显然，人们开始用新的眼光重新审视中国传统文化，认识到中国传统文化是中华民族之根，是中华民族振兴、腾飞的基础。面对近几百年以来没有过的文化热，这就要求我们加强对传统文化的研究，并从新的高度挖掘和认识中国传统文化。我们这套《自然国学丛书》就是在这样的背景下应运而生的。

　　自然国学是我们在国家社会科学基金项目"中国传统文化在当代科技前沿探索中如何发挥重要作用的理论研究"中，提出的新研究方向。在我们组织的、坚持20余年约1000次的"天地生人学术讲座"中，有大量涉及这一课题的报告和讨论。自然国学是指国学中的科学技术及其自然观、科学观、技术观，是国学的重要组成部分。长久以来由于缺乏系统研究，以致社会上不知道国学中有自然国学这一回事；不少学者甚至提出"中国古代没有科学"的论断，认为中国人自古以来缺乏创新精神。然而，事实完全不是这样的：中国古代不但有科学，而且曾经长时期地居于世界前列，至少有甲骨文记载的商周以来至17世纪上半叶的中国古代科学技术一直居于世界前列；在公元3～15世纪，中国科学技术则是独步世界，占据世界领先地位达千余年；中国古人富有创新精神，据统计，公元前6世纪至公元1500年的2000多年中，中国的技术、工艺

1

发明成果约占全世界的54%；现存的古代科学技术知识文献数量，也超过世界任何一个国家。因此，自然国学研究应是21世纪中国传统文化一个重要的新的研究方向。它的深入研究，不仅能从新的角度、新的高度认识和弘扬中国传统文化，使中国传统文化获得新的生命力，而且能从新的角度、新的高度认识和弘扬中国传统科学技术，有助于当前的科技创新，有助于走富有中国特色的科学技术现代化之路。

本套丛书是中国第一套自然国学研究丛书。其任务是：开辟自然国学研究方向；以全新角度挖掘和弘扬中国传统文化，使中国传统文化获得新的生命力；以全新角度介绍和挖掘中国古代科学技术知识，为当代科技创新和科学技术现代化提供一系列新的思维、新的"基因"。它是"一套普及型的学术研究专著"，要求"把物化在中国传统科技中的中国传统文化挖掘出来，把散落在中国传统文化中的中国传统科技整理出来"。这套丛书的特点：一是"新"，即"观念新、角度新、内容新"，要求每本书有所创新，能成一家之言；二是学术性与普及性相结合，既强调每本书"是各位专家长期学术研究的成果"，学术上要富有个性，又强调语言上要简明、生动，使普通读者爱读；三是"科技味"与"文化味"相结合，强调"紧紧围绕中国传统科技与中国传统文化交互相融"这个纲要进行写作，要求科技器物类选题着重从中国传统文化的角度进行解读，观念理论类选题注重从中国传统科技的角度进行释解。

由于是第一套自然国学丛书，加上我们学识不够，本套丛书肯定会存在这样或那样的不足，乃至出现这样或那样的差错。我们衷心地希望能听到批评、指教之声，形成争鸣、研讨之风。

《自然国学丛书》主编

2011年10月

目 录

前　言

　　中医是中国古代第五大发明[①]，与造纸、火药、指南针、活字印刷术这四大发明相比，其发明度和贡献度要大得多、深得多。这个事实不管人们是否认识到，迟早将获得世界公认。中医的重大发明有多项，方剂是核心内容之一。其主要贡献有两大方面：一是创造了一个庞大的方剂体系，具有卓著的临床疗效，迄今在世界上绝无仅有，为中华民族的繁衍昌盛作出了巨大贡献，正在为人类的健康作出新贡献；二是发明了方剂这种"中国式"的用药方式，有着特有的功效原理，即方剂的组方、配伍、使用、生效的基本机制和规律，这是方剂区别于西药的关键所在，是一条迥异于其他医学的药物防治道路，在药学和治疗学上都是创新。方剂的这两大方面贡献，后者比前者更加深刻和重大。

　　方剂这种用药方式的灵魂是它的功效原理，就像计算机的软件支配计算机的运行，功效原理支配着方剂的组成、使用、生效。只有熟悉和遵循功效原理，才能正确地组方和用方，不然，就会有药无方，或有方无效。揭示和阐明方剂的功效原理，是方剂研究和创新的先导，只有从功效原理上进行开拓，方剂的发展才能突破。在方剂的现代化和国际化进程中，坚持和发展方剂的功效原理是保持正确方向的前提。特别是，方剂的功效原理为克服其他用药方式的局

---

①祝世讷.《中医，中国古代第五大发明》，《中国中医药报》，2003-10-13。

1

限开辟了道路，为发展更加完善的用药方式指明了方向，为对人的生命活动进行科学的调理提供了模式。因此，研究和发展方剂的功效原理，不但对于中医药，而且对于整个医药学和生命科学，都具有重大意义。

功效原理蕴含于方剂功效的深处，需要进行专门的研究来揭示和阐明。这种专门研究从宋代的"方论"就已开始，此后方论研究和著述众多，但大多局限于个人临床经验的总结，虽然颇多真知灼见，却难以形成系统性。现代的"方剂学"研究和教学，以临床实用为目标，侧重于各类代表方和常用方的组成、功用、主治、方解，对于方剂功效原理只做原则性说明，难以达到必要的深度和高度。因此，迫切需要科学的、系统的"方剂论"研究。本书的研究和编写，正是这种客观需要的产物。

方剂论是关于方剂功效原理的专门理论，它以方剂的组方、配伍、使用、生效的机制和规律为研究对象，以现代科学的理论和方法来揭示和阐明它的科学性，并进行具有现代意义的总结和阐述。方剂论作为方剂科学原理的现代研究，立足于三个方面的基础：方剂临床应用的几千年实践经验，历代方论研究和方剂学研究的成果，国内外关于方剂的现代临床和实验研究成果。但方剂论不是这些实践和成果的综述或归纳，而是对这些实践经验和成果进行深度挖掘和研究，做出理论上的总结，提出方剂这种用药方式的基本原理，阐明每一条原理的基本内容、核心概念、主要观点，建立起方剂论的理论体系。

研究方剂论是本人长期的努力方向。1988年发表《中药方剂原理的现代认识》[1]，1995年发表《中药方剂现代研究的两条道路》[2]，2000年发表《中药方剂的三个原理问题》[3]；同时在本人的《中西

---

[1]见《山东中医学院学报》，1989年，第2期，第23页。
[2]见《山东中医药大学学报》，1997年，第5期，第322页。
[3]见《中国中医基础医学》，2000年，第11期，第13页。

医学差异与交融》（2000年）、《中医系统论与系统工程学》（2002年）、《系统医学新视野》（2010年）等专著中，都有专章或专节论述方剂功效原理。本书的撰写是一次新的总结，提出并阐明了方剂论的五条基本原理，即组方配伍原理、方证对应原理、方从法出原理、转化生效原理、知常达变原理。

与已有的研究相比，本书的视角有新的拓展，从中西药的比较来看方剂及其功效原理的"中国式"特性，并将其放到中国传统的思想文化、社会环境、医疗实践中作为自然国学的一部分，来看其中国古代智慧的本质和根源，以便做出更加符合其本来面貌的阐述。

第一章
方剂是中国医学的大发明

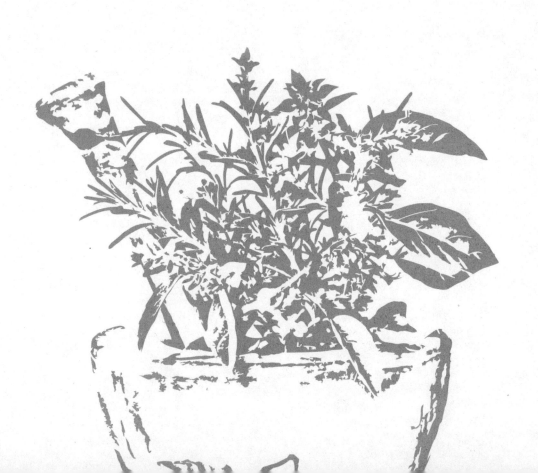

　　方剂是中国医学防治疾病用药的基本方式，分为单方和复方。单方只用一味中药，复方则是由两味以上中药组成。中国医学特别讲究使用复方，它不是多味中药的简单堆积，而是按照严格的组方配伍规矩进行搭配，形成方剂特有的整体功效。这种整体功效大于方内各药功效的简单相加。方剂在中国已有三千多年历史，其疗效之可靠、适应之广泛、作用机制之深刻，在整个医药领域独一无二。可以说，方剂是中国医学的一大发明，不但贡献了十多万首方剂，为保障中华民族和人类的健康发挥了重大作用，而且开辟了东方式的药物治疗道路，揭示了不同于西医西药的用药方式和治疗规律，发现和阐明了方剂特有的功效原理，在理论和实践上，对于药学、医学乃至整个生命科学，都是重大的创造和贡献。

一、神农尝百草，伊尹创汤液

　　方剂由中药组成，中药的历史比方剂更久远。药食同源，早期的中药是从人类日常食物中发现、筛选出来的，对于中药的药性、药效，有一个认识和鉴别的过程，后人把"神农尝百草"作为中药起源的标志。

　　神农生活在新石器时代前期，既是中国农业的创始人，也是中国医药的创始人。汉代司马迁的《史记》称："神农氏以赭鞭鞭草木，始尝百草。"刘安的《淮南子》称："古者，民茹草饮水，采树木之实，食蠃蛖之肉，时多疾病毒伤之害。于是神农乃始教民播种五谷，相土地，宜燥湿肥垅高下，尝百草之滋味，水泉之甘苦，令民知所辟就。当此之时，一日而遇七十毒。"晋代干宝的《搜神记》记述："神农以赭鞭鞭百草，尽知其平、毒、寒、温之性，臭味所言主。"各种史籍关于神农"尝百草，始有医药""神农和药济人"一类的记载众多，反映了先民们发现和使用中药的过程，并将神农作为医药创始的代表。中国第一部药物学专著《神农本草经》，是由汉代人托名神农总结编纂而成。

中药是中国医学的一大发明，而把中药组成方剂使用，是中国医学的又一大发明。方剂亦称药方、医方。剂，古作齐，指调剂。《汉书·艺文志》称："调百药齐，和之所宜。"方剂在形式上是由医师开的处方，用的是中药，但不是中药的简单堆砌，其内在本质是"调剂""和之所宜"，不但要根据治疗目的选择适当的中药组方，而且要对入方中药的药性、药力进行调剂，形成和发挥方剂特有的整体功效，这种整体功效不同于方内各药单独作用的简单相加。

把两味以上中药放在一起使用，一开始是偶然的，没有严格的讲究。在长期的实践中，人们逐步发现了多味中药一起使用的集成效应，发现了中药煎煮对药效的影响，于是发明了方剂，还发明了方剂的水煎方式，即汤剂。据可考的文字记载，汤剂为商代伊尹所创，史称"伊尹创汤液而始有方剂"。

伊尹（约前1630—前1550）为夏末商初人，善烹调，曾为商汤王（前1617年—前1588年在位）的厨师，后为汤王重用，封为阿衡（宰相），助汤灭夏，先后辅佐三代商王平治天下。伊尹创汤液，其中包括加入中药的汤液（药膳）和用中药熬制的汤液（汤剂）。《史记·殷本纪》记称"伊尹以滋味说汤"。班固《汉书·艺文志》著录的医经、经方、房中、神仙4类文献中，就有《经方》11家，其中有9家言方剂，另两家中有一家是《汤液经法》，言各类剂型的制备，后世认为是伊尹所著。班固在《经方》中讲："经方者，本草石之寒温，量疾病之浅深，假药味之滋，因气感之宜，辨五苦六辛，至水火之齐，以通闭解结，反之于平。"晋代皇甫谧《针灸甲乙经·序》称："伊尹以亚圣之才，撰用《神农本草》，以为《汤液》。"北宋司马光在《资治通鉴》中称伊尹"闵生民疾苦，作汤液本草，明寒热温凉之性，酸苦辛甘咸淡之味，轻清重浊阴阳升降走十二经络表里之宜。今医言药性，皆祖伊尹。"这些记载所指，都将伊尹作为创始方剂的初祖。

方剂有单方与复方之别。单方用一味中药作为一个方剂，简便易行，但功效单一，药力有限，遇到稍为复杂的病变就难适应。复方则把两味以上的中药配伍使用，大的复方往往多至十几味、几十味中药。复方是方剂的主要形式，日常所说的方剂一般是指复方，自伊尹以降，复方逐步发展成为中国医学临床用药的主导方式。

从中药到方剂，从单方到复方，不仅是用药数量上的增加，更是临床用药方式的一次突破和革命，开辟了"合群"用药的道路。复方比单味药"多"出来的，虽然有药力、药效的强化，但更重要的是，复方增加了对入方各药的调剂，有计划地设计和控制入方各药的相互作用，形成和发挥方剂所特有的整体功效，这种整体功效比单方功效更加强大、完善、灵活，能够治疗更加复杂、深刻的病变，有效地增强了临床用药的能力，大大地提高了治疗效果和治疗水平，有力地促进了中国医学的发展，成为中国医学几千年长盛不衰的重要基础。

从使用单味中药到使用复方这一飞跃，主要的突破和贡献在于：

第一，对药性和药效进行调控和集成。单味中药的药性单一、功效单一，针对性强，但易偏颇，而复方则把不同药性的中药组成一个统一体，有计划地对入方各药的不同药性、药效进行调制，通过相须、相使、相畏、相恶、相反、相杀等相互作用，令方内各药能够各强其性、弱其性、转其性、和其性，在受控的条件下发挥方剂整体所需要的作用，使方剂的集成功效更加全面、稳妥、可靠。正如清代徐大椿《单方论》所讲，"药性专而无制，偏而不醇，有利必有害""若病兼数症，则必合数药而成方"。

第二，复方形成特有的整体功效。复方有"君臣佐使"结构，又有方内各药的"七情合和"配伍，由此来调剂方内各药，形成方剂的整体功效。复方的整体功效大于、优于方内各药功效的简单相加，这是从单味药到复方这一发展的根本性突破。临床使用复方的根本意义，就在于构建和发挥复方的这种整体功效。

第三，以功效的复杂性适应病变的复杂性。复方的整体功效有三个重要特点：

①计划性和目的性。复方由人工组成和调制，但不是随意堆砌，而是对其整体功效有着刻意的设计和安排，即"方因证立""方随法出"，是针对所治病证的性质和特点，根据所定治疗原则和方法，来选药组方，安排方内各药关系，构建方剂的整体功效，设计方剂生效的作用机制，以达预期的治疗目的。

②高度的灵活性。每个复方的药味、药量都不是一成不变的，要根据病情的差别和变化，进行加减调整，或化裁出新方，方随证变，随证加减，方随法变，法变方亦变，方剂的功效才能够达到最佳化。

③极大的适应性。由于复方的计划性和灵活性，使复方的适应能力和适应范围具有无限扩展的可能，能够根据任何病证和病证的任何变化，来设计、组成、调整与之相适应的方剂。对于单味药难以适应的复杂性病证，复方显示出无可比拟的强大适应性和有效性，几乎到了临床上有什么证候，就有什么方剂与之对应的程度。

二、八千种中药，十万首方剂

在数千年的历史上，中国医学使用的中药难有准确统计，包括植物类、动物类、矿物类等，仅据典籍载录，就有8000多种。而以此为基础形成的方剂，其数量则是中药数量的几十倍。历代医籍对于方剂大都有系统的载录，现存与方剂有关的古籍医书有2000多种，其中记载有名和无名的方剂约20万首。由南京中医药大学组织编纂的《中医方剂大辞典》（1993年版），收录历代有方名的方剂96592首。而各种未见著录的方剂、民间传用的验方、秘方，以及临床随证化裁的方剂，更是难以计数，有的医家认为，临床实际使用的各类方剂总数在百万首以上。

从"伊尹创汤液"至今的近4000年历史，方剂的数量在发展中呈几何级数增加，种类日益繁多，形成一个庞大的体系。方剂的理论研究也日益深入，方论、方剂学等理论和学说逐步发展，建立起完整的"理、法、方、药"体系，成为中国医药学的基本组成部分之一。

春秋战国时期（前770—前221）是复方在临床应用的起步阶段，把伊尹所创汤液发展为在临床上直接为防治疾病服务。这一发展包括两个方面的进步：一是对于方剂的整体功效有了较为明确的认识，并用这种整体功效来防治疾病；二是对于组方用方的机制和规律有了日益深入的了解，开始讲究组方配伍法度，方剂的用法和剂型日益丰富，临床应用范围日益扩展。据《史记·扁鹊仓公列传》记载，名医扁鹊（约前407～前310）曾继承长桑君的"禁方"，在行医中常用汤剂、酒醪，在虢国曾用"以八减之剂和煮之"为虢太子治疗尸厥症。1973年在长沙马王堆3号汉墓出土的《五十二病方》，成书于战国晚期，是我国现存最早的医方著作，残存9910字，载病名103个、方剂283首、中药247种，记有方剂内服的丸、汤、饮、散等剂型，外用的敷、浴、蒸、熨等法，以及制备方法、炮制和用量的要求等。这些成就代表了那个时期方剂的发展和应用水平。

秦汉时期（公元前221—公元220）的方剂研究和应用走向规范和定型。这个时期把中医的基本原理贯彻到方剂中，形成医为方之主、方为医之用的严密关系，把方剂与辨证论治统一起来，提出和规范了方证对应关系，总结了组方用方的原则和方法，确立了组方配伍、方因证立、方从法出、随证加减等法则，形成了"理法方药"统一体。方剂的配伍和应用更加严谨规范，剂型更加多样实用，疗效更加确切显著，方剂作为临床用药的一种基本方式，逐步地规范化和定型化。这时的《黄帝内经》总结了各种治疗法则，成为遣药组方的理论依据，提出了组方配伍的"君臣佐使"等原则，为方剂的发展奠定了理论基础。1972年在甘肃武威汉墓出土的《武威汉代医简》（又名《治百病方》），反映了方剂在东汉之前的发展水平。出土的简78枚、牍14枚，共保存医方30余首，涉及中药近百种，每方都记有方名、病名、药物、分量、用法、禁忌及反应等，所用剂型有汤、丸、膏、散、醴、滴、栓等，内服的有酒饮、米汁饮、酢浆饮、豉汁饮、含咽汁、醇酒和饮等，外用有敷目、塞耳、指摩、灌鼻、塞鼻、薄涂等。东汉医学家张仲景（150—219）成就了方剂发展的一个高峰，他倡导辨证论治，创立六经辨证，主张方证对应，首创以方名证，其独创的300多首方剂被后世尊为"经方"。其《伤寒论》载方113首，《金匮要略》载方245首，制方严谨，有理有法，变化巧妙，疗效卓著，为古今中外之医家所折服，传承千年至今仍是临床常用常效的经典方，也是后人加减化裁派生新方的基础方，被推崇为"方书之祖"。他所使用的剂型远远超过以往医籍所载，计有汤剂、丸剂、散剂、栓剂、软膏剂、酒剂、醋剂、灌肠剂、洗剂、浴剂、熏剂、滴耳剂、灌鼻剂、吹鼻剂等，几乎包括了所有传统剂型。

从魏晋到隋唐（220—907）是方剂研究和应用的全面发展时期。这个时期的一个重要特点，是以使用张仲景《伤寒杂病论》的经方为主，方剂在临床的应用更加普遍，药物更加丰富，方剂的数量成倍地增加，所用方剂从汉代的300多首发展为近7000首，理法方药的理论进一步提高，遣方用药的风格呈现多样化。代表这个时期发展水平的有：晋代葛洪（284—343）的《肘后备急方》，载单方510首、复方494首，集中反映了东晋以前方剂及其临床应用的成就；隋代由隋炀帝敕编的《四海类聚方》，分2600卷，是历史上规模最大的方书（已佚）；唐代孙思邈（581—682）的《千金要方》分233门，论方5300多首，《千金翼方》分189门，论《千金要方》未载之方2900多首，两书集唐以前方剂研究和应用之大成，对临床经验和理论进行了一次系统总结；王焘（约670—755）的《外台秘要》按病证分为1104门，分类汇集了唐以前历代的经方、验方共6800多首，以及相关的经验和理论，每门先论病因病机，再列方剂，第一次把病证及其治疗的理论与方剂的应用系统地结合起来。

宋金元时期（960—1368）的方剂研究和应用走向繁荣。唐朝以前以使用张仲景的经方为特色，唐以降，新方的创制越来越活跃，逐步形成经方与时方、验方、局方并驾齐驱的局面。方剂的应用和研究从民间到官方都十分重视，方剂的继承和创新十分活跃，方剂的数量和种类迅速增加，方剂总量达到20000首，对组方配伍规律的认识更加深刻而明确，理法方药的理论更加成熟，经方的稳定性与时方、验方的灵活性各显其能，出现了很有影响的多种流派，方剂在临床证治中的主导作用和强大功效充分地显示出来。代表这个时期发展水平的有：宋代由宋太宗命王怀隐等编纂的《太平圣惠方》，分1670门，载方16834首，按脏腑病证分门，先论病后论方，是历史上第一部也是现存最大的官修方书；北宋政府主持编纂的《圣济总录》，分66门，汇辑北宋内府所藏和医家所献的方剂近2万首，每门分论若干病证，每证先论病因病机，再列治法和方剂，集方剂、应用、理论为一体；《太平惠民和剂局方》专门收录宋代官药局"卖药所""太平惠民局""医药惠民局"的成药处方788首，按病分为14门，立局方之规矩，兴成药之风气，并论药物炮制和修制，是第一部由朝廷颁发的规范成药处方和制剂的药典；元代的《御药院方》汇集了宋、金、元三代的宫廷用方。这个时期，随着临床证治的发展，方剂的研究和应用出现多种流派，宋代成无己的《伤寒明理药方论》专门剖析方剂理论，开后世方论之先河；金元四大家刘完素的火热说、张从正的攻邪说、李东垣的脾胃说、朱震亨的养阴说，以其独特的学说发展出遣方用药的特有风格。

明清时期（1368—1911）的方剂研究和应用走向成熟。这个时期方剂的继承和创新更加广泛，方剂应用的经验总结更加深入，方剂理论的研究更加系统，新的流派更加活跃，方剂数量和种类的增加达到历史高峰，方剂总量达到6万多首，方书的编纂出现集大成的趋势。明代朱棣主持编纂的《普济方》分426卷，凡1960论、2175类、778法、

239图，载方61739首，卷帙浩繁，是历史上载方最多的方书。明代吴昆的《医方考》是第一部详析方剂的理论专著。温病学派倡导的辛凉解表、清营凉血、熄风潜阳、解毒开窍等治法，以及王清任的活血化瘀等法，开拓了新的治疗方法及与之相应的方剂。清代方书如林，既有临床用方的经验总结，也有方剂的理论研究，以及各种验方单方辑本，将制方理论、方义分析、配伍关系的研究大大推进。关于方剂的理论研究逐步深入和系统化，形成特有的"方论"研究方向，出现一批方论专家和专著，以临床经验为基础来总结和论述方剂的组方、配伍、功效、应证、适法、变化等机制和规律，是方剂发展走向成熟的一个标志。有代表性的方论专著如：汪昂的《医方集解》、吴仪洛的《成方切用》、罗美的《古今名医方论》、吴谦的《删补名医方论》、张璐的《千金方衍义》、叶天士的《本事方释义》、王子接的《绛雪园古方选注》、陈修园的《景岳新方砭》、费伯雄的《医方论》、陆九芝的《不谢方》、徐大椿的《医学源流论》和《洄溪秘方》、凌奂的《饲鹤亭集方》、汪昂的《汤头歌诀》、赵学敏的《串雅内编》和《串雅外编》、张秉成的《成方便读》等。

新中国建立以后，方剂的应用和研究进入现代阶段。

①方剂的继承性研究。对方剂发展历史和成就进行系统的挖掘和总结，为方剂在临床的规范化使用和现代研究奠定基础，整理出版了大批方剂著作。1991年出版的《全国中医图书联合目录》，著录了现存建国前出版的中医书籍12124种，其中有方书1950种。由彭怀仁主编的《中医方剂大辞典》（1993年版），汇集了古今方剂研究的成果，收录历代方剂96592首，是明代《普济方》以来更加浩繁严谨的大型方书。

②开辟现代方剂学教育。打破以家传、师承、自学为主的传统学习模式，在各类中医药院校开设"方剂学"课程，编写《方剂学》教材，教学内容把理法方药统一起来，系统地讲授各类基础方、代表方、常用方的组成、用法、功用、主治、方解等。

③发展现代临床应用。坚持方剂服务于辨证论治，大力发展方

剂治疗常见病、多发病，积极开展方剂治疗现代病、大病、难病的研究。在治疗乙脑、艾滋病、非典型性肺炎、甲型H1N1流感，以及航天医疗保健等方面，都取得重要成果。同时，开展了方剂的中西医结合研究，发展了以中医方剂治疗西医之病的临床和实验研究，取得一系列重要进展。

④开辟了方剂的现代实验研究。通过严格的实验，开始揭示方药的药理作用、组方机制、生效机制等，对于方剂的作用功效和基本原理开始做出现代科学的阐明，证明了方剂的复杂性、科学性，并从方剂中开发出一大批新药、新剂。

⑤迎来国际化新时代。随着中医国际化潮流的到来，方剂也走向世界，其用药方式、治疗作用、功效原理正日益广泛地为各国人民所接受，引起世界医学界的高度重视，正在为世界人民的健康作出新贡献。

三、卓著的疗效，深邃的原理

方剂作为中国医学的大发明，其创造和贡献是多方面的，从总体上来讲，最根本的有两个基本方面：一是庞大的方剂体系及其卓著的治疗功效；二是方剂这种用药方式所特有的功效原理。

从方剂和方剂体系来看，中药是完全不同于世界上其他医学的药物体系，而把具有不同药性的中药组成方剂使用，是中国医学发明的用药方式。这种用药方式以8000多种中药为基础，组成临床实用的各类方剂上百万首，这一庞大的方剂体系也是中国独有的。方剂和方剂体系是中国医学发展的强大支柱，是药物防治上在西药之外的另一条更加宽广的道路，其功效的可靠性、普遍性、科学性已为几千年的临床实践和国内外大量现代研究所证明。目前西药防治的各种局限和困难，在中药方剂可以找到突破的方向和途径，是中国医学对整个医药学的重大贡献。特别是，方剂还有许多作用机制和功效原理至今难以揭示清楚，涉及药物作用和疾病防治的一些深层次的复杂规律，一旦揭示清楚，不但对于医药学，而且对于生命科学乃至整个现代科学都是一大贡献。

从方剂的治疗功效来看，方剂的组方、配伍、煎煮、服用，及其对病证发挥作用的机制和效应，有一套完整的原则和方法，其严格的法度和灵活的操作堪称一种艺术。方剂的作用功效既有很强的针对性，能够针对特定病证发挥特定作用，同时又有很强的灵活性，能够根据病证的特点和变化随证加减，不论临床面对什么样的病症，总能找到与之相应的经方、时方、验方，或加减化裁出与之相应的方剂，几乎达到了"包治百病"的程度。方剂的这种可靠而普适的作用功效，是中国医学长足发展的重要基础，为保障中华民族的繁衍昌盛作出了不可磨灭的贡献。方剂的这种用药方式和作用功效也为世界所公认，从汉唐时期开始走出国门，目前呈现全球性"中医热"。中医药已经在160多个国家和地区生根开花，其中当然地包含着方剂的国际化，它正在为全人类的健康作出其他医药所不可取代的重大贡献。

从方剂作用的功效原理来看，是更加深刻和重大的一种发明和贡献。方剂作为中国医学的用药方式，其"中国式"的本质，主要不在于方剂所用的中药和方剂的外部形态，而在于贯彻于方剂中的功效原理。因为，方剂所用的中药，有不少是舶来品，几乎所有中药都可以按西医药的原理来开发和使用，形成西医的用药方式。目前的一些"中药西药化"研究，走的就是这样一条道路。但是，方剂在中国医学中的开发和使用，是中国医学所需要的那种药性和功效，是按中国医学的治疗模式，形成和发展为中国医学的用药方式，这里的关键，是方剂的功效原理是中国的、中医的。因此，中国医学发现和掌握的方剂功效原理，是比庞大的方剂体系及其临床疗效更加深刻和重大的发明，它为医药学贡献了一种完全不同于西药的药物防治原理，为药物学和防治学开辟了一条更具潜力、更加广阔的发展道路。

方剂的功效原理，就是方剂的组方、配伍、使用、生效的基本机制和规律。这种基本机制和规律贯穿和休现在每一个方剂中，是所有方剂所共同遵循的基本原理，临床治疗只要使用方剂，不论自觉还是不自觉，都要按照这样的基本原理来制方用方。

方剂的功效原理有哪些、各有什么内容、各起什么作用？这需要进行专门的研究，深入到方剂作用的背后，将其机制和规律揭示出来并加以阐发。自宋代兴起的"方论"研究，开始对此进行了探讨和总结。现代的"方剂学"在"总论"中进行有相当深度的讨论和阐述，而勃兴中的方剂现代研究，则侧重于方剂的治疗作用和药理药化机制，对于方剂功效的基本原理关注不够。迄今为止，尚未形成关于方剂功效基本原理的专门研究，没有建立起关于方剂功效基本原理的系统理论。这个领域的研究需要深化和突破，需要把方剂在功效原理上的发明和创造揭示清楚，明明白白地贡献给世界，这是"方剂论"的研究任务。

方剂论是关于方剂功效原理的专门理论，它以方剂的成效、用效、生效的基本机制和规律为研究对象，根据几千年方剂应用和研究的成果，以及当代最新的研究成果，以现代科学的理论和方法，从理论上做出具有现代意义的总结和阐发，提出方剂论的基本概念、观点，阐明方剂论的基本原理。

方剂论总结的基本原理，可概括为以下五条：

①组方配伍原理。揭示方剂的"成效"机制和规律，即如何把入方中药的功效转化成为方剂的整体功效，其基本机制是方剂的"君臣佐使"结构和方内各药间的"七情合和"作用，由此而形成方剂的"合群之妙"。

②方证对应原理。揭示方剂的"应效"机制和规律，即方剂治疗的对象是中医之"证"，不是西医之"病"。要针对所治之证，来设计和组成方剂的整体功效，并随着证候的变化而随证加减，使方剂功效与所治之证严密对应。

③方从法出原理。揭示方剂的"用效"机制和规律，即使用方剂的

什么功效，通过什么途径发挥作用，是由治疗法则来指引，按治疗法则才能设计出准确应证的方剂功效，才能通过特定的途径发挥有效的治疗作用。

④转化生效原理。揭示方剂的"生效"机制和规律，即方剂在体内的生效作用主要不是特异性的，而是通过各种中介环节的转化而产生治疗效果，这是方剂功效非特异性的内在本质，是运用方剂对人体进行调理的高级艺术。

⑤知常达变原理。揭示方剂的"变效"机制和规律，即方剂要随着病症和治法的变化而变化，方随证变，方随法更，既知常规，又达变化，以方剂的灵活变更，来应对病证的复杂变化。

方剂功效的机制和规律还有许多，但这五条基本原理是其核心，概括和阐明这五条基本原理是方剂论研究的首要任务。本书的后五章，将对这五条基本原理作具体讨论。

第二章
中国智慧的结晶

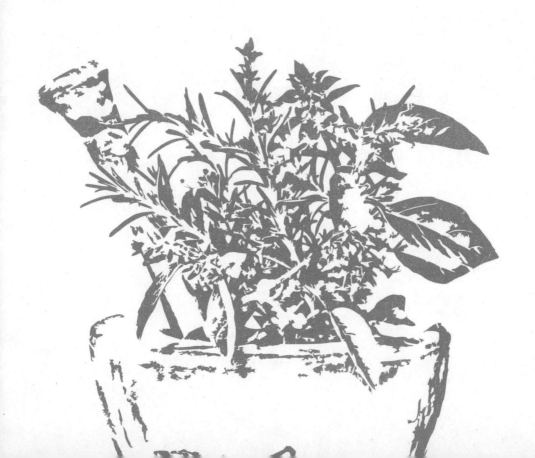

方剂作为中国医学特有的用药方式，其外在形态是中药，而内在本质却是一种智慧。用药方式不是药物本身，而是由用药的思想、观点、方法相统一所形成的一种方略或模式，它支配和规范着人们怎样用药。同一种药物，在不同的用药方式中，会有不同的用法，发挥不同的作用。方剂这种用药方式是中国的，不仅因为组成方剂的中药源于中国，更重要的是，贯穿其中的思想、观点、方法是中国的，是中国传统文化的一种结晶。

一、遵易循道，哲思化为方理

方剂之所以起源和发展于中国，不是偶然的，其基础和前提最少有以下四个方面：

第一，丰富的中药资源是方剂产生的物质基础。没有中药就没有方剂。中国地大物博，药物资源丰富，几千种中药是形成十多万首方剂的前提。而中药所特有的药性、药效，以及中医对此进行的研究和开发，为方剂的产生奠定了药学基础。

第二，中医的实践和理论是方剂产生的医学基础。一方面，中医临床防治的需要是方剂产生和发展的直接动力。临床防治不但需要中药，而且需要克服单味药的局限，因而推动了复方的研究、应用、普及，也为复方的验证、创新提供了条件；另一方面，中医的理论为方剂的组方和用方指出了方向和道路，把中医理论转化成为方剂的基本原理，也使方剂紧密地服从和服务于中医的临床防治。可以说，没有中医就没有方剂。

第三，特大临床样本连续数千年的应用和检验，是方剂产生的实践基础。中国人口众多，因而患者众多，病变复杂，是世界上最大的临床样本，使方剂有条件在这个特大临床样本中应用和检验。而中国社会又长期稳定，医学的发展没有中断过，使方剂在这个特大临床样本中的应用和检验连续数千年没有间断，这在世界上绝无仅有。世界文明的五大发源地（中国、印度、埃及、巴比伦、希腊）都曾孕育了自己的医学，但后来的发展大都衰落或中断，只有中国医学连续发展至今。经过反复地创新——检验——调整——再创新——再检验——再调整，才在实践中锤炼出十多万首有效方剂。

第四，中国传统思想文化的孕育，是方剂产生的思想基础。医易同源，中医理论深寓哲理，又渗透和转化到方剂中；药食同源，方剂之"汤"源于中国传统饮食文化。作为中国传统思想文化主干的《周易》、道家、儒家思想，或者直接地渗透到方剂中，或者通过中医理论转化到方剂中，成为方剂功效原理的思想精髓。

上述这四个方面的基础是方剂产生的肥沃土壤，缺一不可。其中，决定方剂这种用药方式之中国特质的，更重要的是第四个方面，即中国传统思想文化的孕育。

《周易》作为中国传统思想文化的本源，同样是方剂原理的思想本原。"易肇医之端，医蕴易之秘"，在《周易》的64卦中，就有39卦论及医药，第25卦讲："无妄之疾，勿药有喜""'无妄'之'药'，不可试也。"《周易》的基本思想对中国医学都有深刻的影响，特别是其中的变易、矛盾、相互作用、阴阳合德、阴阳交而生物、整体大于部分之和等思想，都渗透或转化到中医理论中，然后又贯彻到方剂中，有的直接成为组方用方的指导思想。方剂的组方配伍、七情合和、扶正祛邪、燮理阴阳、阴中求阳、阳中求阴、正治反治、知常达变等，都是周易思想的贯彻和应用，有不少方剂和方理是直接用周易的概念命名的。例如，从"太极"而名的"太极膏"，从"阴阳两仪"而名的"两仪膏"，从"天地人三才"而名的"三才丸""三才汤"，从"八卦"而名的"八卦神方""用药八阵""古方八阵""新方八阵"等；更为典型的如"三才封髓丹"——药以天门冬、熟地黄、人参为主，因药名含"天地人"，补亦分上中下，故名"三才"；"交泰丸"——由黄连、肉桂组成，主治心肾不交证，黄连清降心火以下交肾水，肉桂温升肾水以上济心火，使"水火既济""心肾相交"，为"泰"卦的"交泰"之理，故名"交泰"；"清震汤"——由升麻、苍术、荷叶组成，主治雷头风，因方中的荷叶形似"仰盂"，"仰盂"是八卦中的"震"卦之形，而该方"可肃清头中如雷震之鸣声"，故名"清震"。

道家作为中国自然哲学的主流，更加直接和具体地贯彻到方剂中。"道家与医家自古不分"，"十道九医"，这是学界的广泛共识。方剂的创始者伊尹是老庄之前道家早期思想的代表之一，《汉书·艺文志》载录"道家类"37家，第一家就是《伊尹》五十一篇（均佚），在长沙马王堆汉墓出土的帛书《伊尹·九主》，明确地表述了其道家思想。由老子、庄子创立的道家学说，是中医学和方剂学更加直接的理论基础。中医经典《黄帝内经》是道家"黄老之学"的代表作之一，书中大量地引用或阐述《老子》的章句或观点，在此基础上发展而成的中医理论，从学术思想到理论内容都贯穿着道家的血脉，历代有许多医家和方家都是深有造诣的道学家。在长沙马王堆三号汉墓出土的30余种简帛书，反映了秦汉时期道与医相融的特点，有些书既道又医，其中有方书《五十二病方》《养生方》《杂疗方》《杂禁方》等。东汉以后的道教，以老庄思想为宗，以养生为任，形成"道教医学""方士医学"。道教经典《太平经》把医学纳入道教，阐述了道教的宇宙观、生命观、疾病观，以及治病的"方诀""神方"。方士们聚百药为人治病，炼仙丹求"长生不死之药"。长期的炼丹和服食活动促进了方剂的发展，研制的丹方和丹药数以千计，中国历代曾有22位皇帝信道服丹。有不少道学家同时也是医家或方家，如东晋的葛洪是著名的炼丹家、道学家、医学家，著有《抱朴子》《肘后备急方》《神仙传》等；南朝的陶弘景精于医药，开道教之茅山宗，著有《养性延命录》《本草集注》《效验方》《肘后百一方》等；唐代的孙思邈善言老庄，兼有"药王""孙真人"之称，著有《千金要方》《千金翼方》《大医精诚》等。道家的许多基本理论，如气一元论、道法自然、精气神"三宝"、相反相成、物极必反、阴阳自和等，都直接而具体地贯彻和体现在方剂原理中。道教研制的方药成为现有方剂体系的重要组成部分，其丹、丸、散、露、锭等也成为现有方剂的重要剂型。现有方剂有不少是来自道家或以道家概念命名，如太极丸、无极丹、太素膏、太乙膏、全真一气汤、还阳保真汤、冲和汤、朝真丹、火龙丹、炼真丸、谷神丸、调息丸、大补黄庭丸、混元散、周天散、逍遥散等。

儒家思想是贯彻在方剂中的另一血脉。自汉代"罢黜百家，独尊儒术"后，儒家思想在社会的主导地位也深入医药。儒家的忠孝思想主张"为人子不可不知医""以医药事君孝亲"，把知医事医视为忠君孝亲所必须。儒家的"仁者爱人"思想在医界具体化为"医乃仁术"，强调医者"德术并重"。随着科举取才的发展，读四书五经多有兼习医药者。宋代将医学纳入儒学教育，在国子监设立专门的"医学"，以"教养上医，广得儒医"。此后出现了一大批由儒而医、亦儒亦医的"儒医"，有些人甚至追求"不为良相，愿为良医"。现存的许多医书和方书都鲜明地打着儒家的烙印，如《儒医精要》《儒医圭臬》《儒医规矩》《儒门保赤》《儒门事亲》《儒门医宗要略》《圣惠方》《千金圣惠方》《圣惠选方》《圣济总录》《和剂局方》等。儒家思想对于方剂的影响，在功效原理上更加显著。例如："礼之用，和为贵"，治病不是攻杀消灭敌人，而是对人的生命过程进行调理，以"贵和""中和"为原则，故有"和法""和解剂"，《中医方剂大辞典》所列的方剂名以"和"为首的就有298个；"君子和而不同，小人同而不和"，遵循对立而统一的规律，把性味不同的药物组成方剂，用"不同而和"，奏整体功效；以社会的"君臣佐使"关系为模式，来规范方剂的结构，使入方各药分别处于不同的地位，在整体内发挥所需要的作用；"用药如用兵，任医如任将"，以治国兴邦的理念来看待疾病防治，处方用药注重整体、布阵、变化、调节。在现有方剂中，有一大批源于儒医或以儒家概念命名。例如，四君子汤、五君子汤、六君子汤、三子养亲汤、五子衍宗丸、中和汤、六和汤、保和丸等。

二、医理为体，方剂功效为用

药为医之使，医为药之本，药性为医所选，药效为医所用，药与医相表里，有什么样的医，就有什么样的药，不同的医学原理是选择和使用不同药性、药效的内在根据。中药是在中医理论指导下防治疾病的药物，西药是在西医理论指导下防治疾病的药物。无论中药还是西药，其药性学和药效学的基本原理，不过是医学的治疗学乃至病理学和生理学在药学上的具体贯彻和体现，是医学原理的药学化，药与医的统一性是临床防治用药有效的内在规律。中医的"理法方药"是个统一的整体，中医理论是这个整体的核心，指导并贯彻到法、方、药之中。中医的各项基本理论，如阴阳、脏腑、经络、病因病机、辨证论治等，都直接而具体地贯彻在方剂原理中，成为方剂的精髓和灵魂。

中医理论在方剂的贯彻，是从中药开始的。方剂由中药组成，而中药有多种药性和功用，有些可以按西医理论来开发和应用，如其特异性的抗菌、消炎等作用。但中医没有做这种开发，而是从另外的方向和道路进行研究和应用，即《周礼·天官冢宰》所讲："医师掌医之政令，聚毒药以供医事。"这里所讲的"毒"，是指中药的药性、偏性，即四气、五味、升降浮沉、归经等。为什么这种"毒"可供医用，因为中医认识的病变是寒热、虚实、阴阳、表里等方面的异常，因此需要中药的四气、五味、升降浮沉、归经等药性来调理。这是只有中医才认识、掌握、应用的中药药性，把中药组成方剂使用时，用的也正是这种药性。

方剂作为一种用药方式，是中医理论贯彻于防治学的产物。既然中药的药性是按中医理论认识和开发的，为什么不满足于使用单味药，而要开发和发挥方剂的整体功效？这同样源于中医理论。因为中医对于人及其病变的认识和调理，注重整体性，注重辨证论治，注重复杂和变化，注重通过对人的生命过程的调理来防治疾病，这种思想、观点、方法贯彻到防治学上，形成中医特有的防治模式。单味中药的药性和药力不能满足这种需要，必须使用复方的合群之妙，形成方剂这种用药方式。方剂的组方配伍、方证对应、方从法出、转化生效、知常达变等原理，是中医理论的直接贯彻和展现。

　　方剂的"方证对应"根于中医的辨证论治。中医所认识和防治的病变，是辨证论治所辨的各种"证"，它是人的生命过程在致病因素作用下发生的异常，是中医的治疗对象，因而必然是方剂治疗作用的对象，要求方剂功效的设计和发挥要针对"证"，由此形成"方因证立"、"随证加减"的法则。《方剂学》中所论各种方剂的"主治"，都是针对"证"的。例如，小柴胡汤主治"伤寒少阳证"，大柴胡汤主治"少阳、阳明合病"，小建中汤主治"虚劳里急证"，大建中汤主治"中阳衰弱，阴寒内盛证"等，同一类方剂主治同一类"证"。张仲景创立的"方证"概念和辨方证论治的法则，把方与证之间的对应关系更加准确地总结出来，干脆以方名命证名，如大青龙汤证、小青龙汤证、大陷胸汤证、小陷胸汤证、白虎汤证、承气汤证等，更加深刻地显示出辨证论治与方剂功效的内在统一关系。

　　方剂的"治疗功用"根于中医对病机的认识。方剂是针对"证"的，但怎样才能治愈证？中医认为，证由病机引起，临床证候是病机的作用表现或产物，调理和纠正病机是治愈证的途径。因此，针对某证的方剂，只有对引起该证的病机进行有效的调理和纠正，改变或消除其致病作用，才能治愈该证。具体的病机复杂多样，每个证都有其特定的病机。《内经》的"病机十九条"做了系统的分析，最基本的是"三大病机"：正邪斗争、阴阳失调、气机失常。临床遣方用药时，必须辨识清楚所治病证的特定病机，然后决定用什么样的方剂功效，怎样去调理该病机，据以选择适用的药物组成方剂，针对该病机发挥特定的调理作用。《方剂学》对于每个方剂都要讲其"功用"，指的就是对病机的调理作用。常说的扶正、祛邪、滋阴、壮阳、理气、理血等功用，都是对病机的调理作用。例如玉屏风散，主治证候是"表虚自汗，易感风邪"；其病机是卫气虚弱，不能固表，腠理空疏，营阴不守，津液外泄，致表虚自汗；针对此病机，治当益气固表，因而设计和应用玉屏风散（防风30g，黄芪30g，白术60g），其功用是益气固表止汗。

方剂的"方从法出"根于中医的治疗原理。方剂之所以必须据治疗法则而立，循治疗法则而效，是因为中医的治疗原则和方法是对病机进行调理的途径和手段，有什么病机就要用什么治疗法则来调理，因此，依治疗法则立方用方，就可使方剂功用直达病机。因为有正邪斗争、阴阳失调、气机失常"三大病机"，于是有扶正祛邪、燮理阴阳、调理气机调"三大治则"。根据不同证的不同病机，中医总结出不同的具体治法，据此可以用不同的方剂，分别治疗不同的证。例如虚证，确立的基本治则是"虚则补之"。但虚证多样，病机各异，治法不同，所用方剂必然不同；阴虚要滋阴，须用滋阴的方剂，如六味地黄丸等；阳虚要补阳，须用补阳的方剂，如肾气丸等；气虚要补气，须用补气的方剂，如四君子汤等；血虚要补血，须用补血的方剂，如四物汤等。

方剂的"转化生效"根于中医对人的生命的深刻理解。中医把人理解为"生生之具"，认为阴阳互根、互生、互化、互用而"自和"，疾病是"阴阳自和"失佳或被外因所乘的结果，本质是"人病"。治疗疾病的着眼点是"治人"，强调"治病求本""治本"的关键是"助人生生之气"。因此，用方剂对病机进行的调理，作用目标并不是西医认识的那类靶点或受体，而是人的"生生之气"在不同层次或方面的具体过程，是对其发挥特定的调理作用，引起其特定的变化，产生出被称为疗效的结果。形不足者之所以温之以气可治，精不足者之所以补之以味可治，都是通过"助人生生之气"而实现的。

三、迥异西药，尽显东方智慧

　　20世纪90年代，在日本发生了一个"小柴胡汤事件"。小柴胡汤为张仲景所创，由柴胡、黄芩、人参、半夏、炙甘草、生姜、大枣组成，其功用为和解少阳，主治伤寒少阳证，适应证为寒热往来、胸胁苦满、嘿嘿不欲饮食、心烦喜呕、口苦、咽干、目眩、舌苔薄白、脉弦。该方为中医十大名方之一，早年传入日本，自20世纪70年代以来，日本的一些研究发现，小柴胡汤具有改善肝病患者的肝功能障碍的功效。厚生省于1994年正式认可并收入国家药典。津村顺天堂制成的小柴胡汤颗粒制剂大批上市，一时成为肝病患者的首选药物，出现了百万肝病患者同服小柴胡汤的盛况，有的患者3年累计服用7.5kg小柴胡汤制剂。但不久，这样服用小柴胡汤的不良效应显现出来，自1994年1月至1999年12月，正式报道因为小柴胡汤颗粒的副作用而发生的间质性肺炎188例，其中22人死亡。厚生省不得不紧急叫停，津村顺天堂在大发其财后于1997年破产，社长津村昭于2000年获刑3年。

　　这一事件的根源不在小柴胡汤本身，而是错用、用错小柴胡汤，是背离了中医理论，背离了辨证论治，背离了方剂的基本原理，特别是背离了"方证对应"、"方从法出"原理。不问病患是否属于"伤寒少阳证"，是否有小柴胡汤的适应证，更不按"和解少阳"法则使用，而是按照西医西药的观点和方法使用，是"方剂非中医化"的必然结果。

　　这一事件以生命为代价再次证明，方剂这种用药方式的中国特质，不可更易。它与西医的用药方式之间的区别，是基本原理的差异，差异的原则性和本质性，不容低估，不能混淆，不可抹杀。

　　西医的药物和用药方式是其特有的医学模式的产物，在历史上发生过多次变化。古希腊和古罗马时代的医药与中国医药有许多相近之处。在欧洲中世纪那"黑暗的一千年",形成"宗教医学"模式,医药变成教会的婢女,陷于凋敝,治疗疾病靠的是向上帝祷告赎罪。16世纪开始的医学革命,形成"机器医学"模式,认为"人是机器""疾病是机器的故障,治疗是修理机器"。19世纪又形成"生物医学"模式,把人理解为生物学客体,要求把疾病还原为物理或化学的特异性改变来对待。

西医现行的药物体系和用药方式,是19世纪以来随着化学药物的发现和应用而形成的,其基本原理是化学治疗。德国的艾利希在发明细胞染色法的基础上,1907年发现了能够敌我分明地杀死病菌而不伤害正常细胞的"魔弹"——砷凡纳明,迎来了化学治疗时代。德国的多马克于1935年发明了第一种化学"万灵药"磺胺,使化学疗法得到飞速发展。英国的弗莱明于1928年发现青霉素,1940年应用于临床治疗。此后又有链霉素、氯霉素、金霉素、土霉素、四环素等问世,形成抗生素类药物系列,大大地丰富了化学药物和化学治疗。后来又发明了维生素类、激素类等系列药物,逐步形成为特异治疗服务的化学药物体系。

西药的化学治疗原理是西医理论指导的产物,它选择具有特定化学结构与功能的化学物质,通过化学途径发挥作用。其主要特点是:

①构效关系。西药是一类特定的化学物质,其治疗功效是通过化学反应引起的药理效应,药理作用基于其化学结构,而化学结构的化学反应具有专一性。因此,药物的化学结构决定其药理功效,称之为"构效关系",这是西药作用的特异性的物质基础。

②受体理论。西药是通过药物小分子与被称为"受体"的机体大分子相结合才能发生作用。药物与受体的结合是其发挥作用的基础,而这种结合取决于药物与受体之间的特异性的对应关系。

③特异作用。"大多数药物属于特异性药物(Specific drug),也称为结构特异性药物"[1],西药的特异性作用主要有:对受体的激动或拮

---

[1]竺心影.《药理学》,人民卫生出版社,1993年,第29页。

25

抗、影响递质的释放或激素的分泌、影响自身活性物质、对酶活性的影响、影响离子通道等。

中医方剂与西药的差别，特别突出地表现在以下几个方面：

第一，西药是化学纯品，方剂的药物内容复杂。西药一般是提纯或合成的化学纯品，通过化学作用机制引起机体的生理、生化功能的改变而达防治疾病的目的。但中药和由其组成的方剂不是化学纯品，而是以自然形态经适当炮制而用，它包含着多种复杂的化学成分，但发挥药物作用的并非只是化学成分，还有分子以上各结构层次的物质；其作用功效不只是化学的，还有物理的、生物的等；而方剂的整体功效不是药物的化学成分或化学作用的直接产物，而是以方剂的结构为载体。

第二，西药不讲整体功效，方剂强调整体功效。西医使用西药也要处方，处方中常常使用两种以上的西药。但是，这两种以上药物的作用是各自独立的、并行的，不允许各药之间发生相互作用。治疗艾滋病的鸡尾酒疗法，把蛋白酶抑制剂与多种抗病毒药物混合使用，同样如此。西药处方的总功效，是各药单独作用的并行，不讲甚至不准"大于部分之和"的整体功效。而中医使用方剂所讲究的，是入方各药的"君臣佐使""七情合和"，要形成和发挥"大于部分之和"的整体功效。

第三，西药治"病"，方剂治"证"。西药的治疗对象是西医所认识的"病"，即由特异性病因引起、有特异性病理改变、以可解剖定位的器质性改变为主的病变，要求"药病对应""以病论效"。而中医方剂的治疗对象是中医辨识的"证"，如寒、热、虚、实、阴、阳、表、里等，要求"方证对应"，"以证论效"。

第四，西药的作用是特异性的，方剂的作用具有非特异性。西药以其化学纯品和构效关系决定了其治疗作用是特异性的。如抗菌、抗病毒、消炎、止血、降醣、降脂等，能特异性地消除病因、纠正病理。而中医方剂是以整体功效作用于病机，病机被调理的结果才是疗效，解表、和解、清热、补益、理气、理血等都是如此；有的方剂是推动和运用了机体的自主调理机制，由机体进行自主调理而呈现为疗效。方剂的作用机制和作用效应不具有特异性。

方剂与西药这两种用药方式的区别，实际上是东西方两种思想、观点、方法贯彻在治疗学和药物学的表现。这种区别的焦点，是还原论与系统论的对立。西药遵循的是西方传统的还原论思想，其基础是欧洲的原子论，认为世界的本原是不可再分的"原子"，世界万物都是由原子组合而成，因而可以分解，还原到"原子"就可找到其本原、根源。认为整体由部分组成，因而应分解为部分来说明和处理；复杂现象由简单现象组成，因而应还原为简单现象来说明和处理；人的机体由器官、细胞、分子、原子等部分"组成"，其生命由生物的、物理的、化学的过程"组成"，因而其整体应分解为各部分来认识和处理，其健康与疾病应还原为生物的、物理的、化学的现象来认识和处理；只有还原到"原子"或其化身细胞、基因、分子，才能揭示和阐明本质和根源。西医的人体观、疾病观如此，治疗观和用药方式也必然如此，其化学药物和化学治疗，就是还原到分子和原子水平治疗疾病的原理。而中医方剂与此不同甚至截然相反，所遵循的是系统论思想，其基础是中国的元气论。认为世界的本原是混沌未分的"元气"，气分阴阳，阴阳交而生物，世界万物是由元气分化演变而来。事物的整体性是本原的，不可分解，由整体分化出部分，部分不能脱离整体而单独存在，部分必须在整体中才能认识和处理，世界万物在本质上是通过分化而生成的系统。人是最典型的分化系统，整体是本原的，是部分的前提，病变首先是整体异常的表现，而影响人的健康与疾病的，主要是"阴阳交"的各种相互作用关系及其有序与无序的变化，实体、粒子不过是关系网的网上钮结。中医以这样的思想来认识和防治人的疾病，整体性、功能性、自主性、相互作用、失调等，成为病因、病机、辨证、治疗的关键点。将这些思想贯彻到防治用药中，很自然地要求以方剂的整体功效来治疗整体性病变，以方证对应来治疗功能性证候，通过调理病机来理顺相互作用关系的失序，依靠和推动机体的自主调理机制来预防和治疗疾病。这些思想比还原论更加符合人的实际，反映着更加深刻和复杂的机制和规律，但迄今只有中国医学认识和驾驭了它。尽管早已公之于世，别的医学至今难以理解甚至无法企及，它代表着药物防治的一条更加深广的道路，从里到外闪耀着中国式东方智慧的光辉。

第三章

组方配伍原理

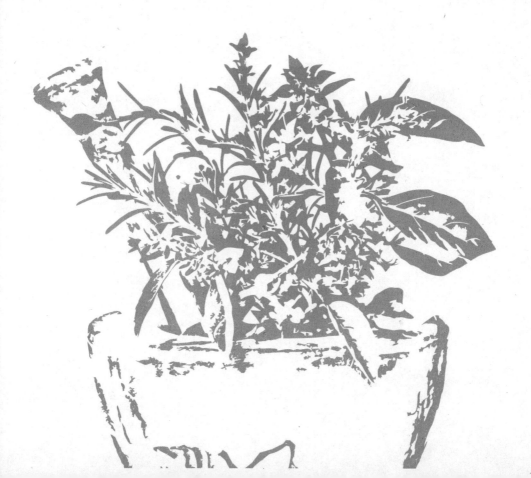

中医临床用药的主要方式是方剂，但方剂并不是简单地把几味中药堆到一起，而是要进行组方配伍。所谓组方配伍，就是根据病人的证候和确定的治法，选择适当的药物搭配为伍，组成方剂，以方剂的整体功效防治疾病。一方面要按照"君臣佐使"结构确定入方各药在方内的地位和作用，另一方面要按照"七情合和"的规律调配入方各药的相互关系，令其调而和之，融为一个有机统一的整体，形成和发挥出方剂所特有的整体功效。这种整体功效只存在于方剂的整体水平，不是方内各药功效的简单相加。临床用药之所以组成方剂使用，为的就是发挥方剂的这种整体功效。组方配伍是把中药的药性和功用转化为方剂的整体功效的机制和规律，方剂论将其总结为一条基本原理，称为"组方配伍原理"。该原理可简要地表述为：药有个性之特长，方有合群之妙用，组方配伍形成的方剂整体功效大于方内各药功效简单相加之和。

一、合群之妙，整体大于部分之和

"方有合群之妙"的妙处，首先妙在从中药的药性到方剂的整体功效的转化。中药有几千种，每种中药都有自己的性味、归经和功用，又各有其偏性，把两种以上的中药组到一个方剂中，既要发挥各药原有性味之特长，又要运用和控制各药间的相互作用，调节而合和之，以形成预期的整体功效。"方有合群之妙"的妙处，又妙在方剂的整体功效可有多种变化，随着病证的不同和变化，可以对方内的药味稍作调整，或者药味不变而药量稍作调整，就能改变方剂的整体功效，其变化无穷，

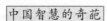

可以机动灵活地适应病证的复杂和变化。正如清代医家徐大椿《古今方剂论》所讲：

> "昔者圣人之制方也，推药理之本原，识药性之专能，察气味之从逆，审脏腑之好恶，合君臣之配耦，而又探索病源，推求经络。其思远，其义精，味不过三四，而其用变化不穷。"

"合群之妙"的本质是"整体大于部分之和"。"合群"的目的是形成方剂的整体功效。这种整体功效的特点是，它基于方内各药的药性，但不是方内各药之药性简单相加之和，而是方剂作为一个整体，其功效是在整体水平上"大于""突现"出来的，只存在于方剂的整体水平，整体功效的有些内容是方内各药所不具有的。如果把方剂拆卸、还原为方内各药，方剂的整体功效就不复存在。

例如交泰丸，由黄连、肉桂两味药组成。黄连苦寒，有清热泻火、清热燥湿、解毒疗疮等功效；肉桂辛甘大热，有温中补阳、散寒止痛等功效；两者对大脑皮质和中枢神经均无兴奋或抑制作用。但是，把这两味药相伍为方，能"交通心肾于顷刻"，具有交通心肾、清火安神的功用，主治心肾不交之怔忡、失眠。

再如茵陈蒿汤，由茵陈、栀子、大黄三味药组成。茵陈能清热、利湿、退黄，无收缩胆囊之功；栀子苦寒清降，能清心肺三焦之火而利小便，略有收缩胆囊的作用；大黄苦寒沉降，能直达下焦，荡涤胃肠积滞，清泻血分实热，亦无收缩胆囊作用。但上述三药相伍为方，却产生出较强烈的收缩胆囊作用，可用于治疗胆囊诸症。

方剂之"合群"决不单是各药的药性在量上的累加，更重要的是，通过各药在方内的相互作用，可相互促进而增强功效，或相互制约而减弱药性，或发生转化而形成新的作用，其总的结果就是形成方剂的整体功效，这是方内各药的药性到方剂的整体功效的一种质的飞跃。方剂之"整体大于部分之和"所"大于"出来的，是一种质的提升，是从质上有别于和超出于方内各药。

方剂之"合群之妙"有其物质基础——中药。每一味中药都有其特定的药性，按中医理论进行配伍，就会产生出中医所需要的整体功效。每一味中药，与别的中药配伍，都会产生出新功效。同一味中药，参与不同的配伍，可以发挥不同的功效，治疗不同的病证。例如麻黄，辛温发汗，是解散外感风寒的主要药物；如果配伍桂枝，就能增强发汗解表的作用，适用于外寒表实证；如果配伍石膏，因石膏辛寒，构成解表清热功效，适用于外感风寒郁而化热或外感风热症；如果配伍杏仁，构成解表祛咳功效，可治疗外感风寒的喘咳。

"合群之妙"所反映的"整体大于部分之和"，是现实世界的一条普遍规律，自古以来就如此。中国医学在方剂的实践和理论中已经掌握和运用了几千年，但直到20世纪40年代，现代系统论才将这一规律揭示和总结出来，成为系统论的一条基本原理，即整体性原理。系统论证明了"整体大于部分之和"规律的普遍性，一切以系统方式存在的事物都遵循这一规律，为方剂的"合群之妙"作了现代科学的解释。

每一个方剂都是一个系统，都遵循"整体大于部分之和"的规律。就单方而言，一味中药就是一个系统。药内虽然包含着多个层次和多种成分，各个层次和成分都有其特定的理化属性和作用功效。但是，中医认定和使用的，是存在于药的整体水平的属性和功效，即四气、五味、升降沉浮、归经。大量的现代药化、药理研究已经证明，中药的这些属性和功效只存在于药的整体水平，把中药分解、提纯到其有效部位或有效成分，并不具有药的整体属性和功效，把各有效部位或有效成分的药性、药效累加起来，也不等于或不能解释药的整体水平的四气、五味、升降沉浮、归经。因此，单方所使用的，是药的整体功效，是各有效部位或有效成分的"合群之妙"。

就复方而言，是更加复杂的系统。复方由两味以上中药组成，方内各药既包含着药内各种有效部位和有效成分的药性和药效，又以药的整体水平的药性和药效参与到复方中；每味中药只要配伍到方剂中，就失去了单独作用的自由，受到方剂结构的制约和控制，与方内其他药物发生相互作用，实际上被约束和调整到一种特定状态，成为形成方剂整体功效的一种构成因素或转化条件，被制约着发挥方剂整体功效所需要的那种作用。

中国医学对方剂之"合群之妙"这一规律的认识和掌握，既有实践，也有理论，已经达到非常自觉的程度。不但掌握了"整体大于部分之和"的规律，而且掌握了有目的地构成方剂整体功效的法则，即组方配伍。可以根据特定治疗的需要，提出对方剂整体功效的特定要求，然后选择合适的中药进行组方配伍，按计划设计和组合成特定的方剂，形成和发挥所需要的整体功效。用药之后，再根据治疗效果，对方剂进行调整，加减药味，增减药量，优化方剂的功效，以达最佳效果。几千年来，中国医学就是靠这种"合群之妙"来保证和提高临床疗效，而熟练地掌握这种"合群之妙"也成为每个中医师必须具备的基本素养。

有些人不懂得方剂的"合群之妙"，按西医西药的观点和方法来理解和研究方剂，做了大量的拆方研究，把复方拆解为方内各药，试图从各药的功效来说明方剂的整体功效，但都不成功，原因就在于拆掉了"合群之妙"。

二、君臣佐使，方剂结构决定功效

方剂的整体功效为何"大于部分之和"？系统论讲，是由系统内各要素之间的相互作用造成的，是系统的结构产生和负载系统的整体性能。例如，用4个可靠性系数为0.9000的元件构成一个整体器件，如果用串联结构，整体的可靠性下降为0.6561；如果改用并联结构，整体的可靠性提高为0.9999。

方剂的"大于部分之和"的整体功效并非凭空产生，同样有其基础，其载体就是方剂的结构——"君臣佐使"。方剂的"君臣佐使"是中医的一个发明，是借鉴中国古代社会的结构与功能的一些要素和特点，提炼出"君臣佐使"模型，用来构筑方剂的内部结构，把入方的药物分别作为"君药""臣药""佐药""使药"，使其各自处于特定地位，各自发挥特定功用，以"君臣佐使"的关系相互作用，协调统一，形成和发挥方剂的整体功效。

君臣佐使结构是方剂的一个本质性特征，按君臣佐使配伍是临床处方的基本法则，每一位中医师都要熟练地掌握这一法则，每个方剂都要具备这样的结构，没有这种结构的药物组合不能称为方剂。

所谓君药，是针对主病或主证起主要治疗作用的药物，是方剂组成的核心，通常药力较强、药味较少、用量较大。

所谓臣药，是协助和加强君药作用的药物。有的辅助君药加强对主病或主证的治疗，有的针对兼病或兼证起主要治疗作用。

所谓佐药，是对君药起协助作用的另一种药物，分为：

①佐助药——协助君药、臣药以加强治疗作用，或治疗兼证或次要证候。

②佐制药——削弱、消除、制约君药及臣药的毒性、烈性。

③反佐药——在病重邪甚可能拒药时，配用与君药性味相反而能相成的药物，从反面相佐而收效。

所谓使药，是起引导和协调作用的药物，分为：

①引经药——引导方中诸药至病所。

②调和药——调和方中诸药的作用。

例如，《伤寒论》中的麻黄汤，由麻黄、桂枝、杏仁、甘草组成，主治外感风寒的表实证。该证的病机为风寒在外，毛窍闭而不通，表实无汗，肺气不得宣发，卫气不得外达，所以治当辛温发汗，汗出表解，诸证自除。该方的结构为：君药麻黄，性辛温，发汗解表以散风寒，宣发肺气以平喘逆；臣药桂枝，性辛甘温，温经和营，解肌散寒，助麻黄发汗解表；佐药杏仁，性苦温，降肺气以助麻黄平喘，散风寒以助麻黄、桂枝解表；使药炙甘草，性甘温，调和诸药。

对麻黄汤进行的现代研究发现，通过君臣佐使配伍后，该方的作用功效及有效成分发生了重要变化。证实麻黄配桂枝可以浚汗，桂枝与麻黄协同发挥解热作用；麻黄配杏仁则入肺平喘止咳，麻黄配桂枝及杏仁可祛痰抗炎；麻黄汤各药配伍煎煮后，麻黄碱的含量较单味麻黄水煎液中的含量增高，而减去与麻黄配伍的任何一味药，或变化方中的药量配伍比例，黄麻碱含量都会明显减少。实验显示，配伍中确实"力大者为君"，臣药、佐药对君药的功效有加强作用。

君臣佐使结构使方剂成为一种复杂系统，可以通过构筑和调整这种结构，来形成和优化方剂的功效。首先，它排除了同类药物的同质、同量的组合，而是把不同药性的药物以不同的药量进行组合，使方剂在药性上成为一个异质、异量的综合体。其次，方剂不是异质、异量的药物的简单堆积，而是按照君臣佐使结构来设计、选择、安排，把入方的各药纳入该结构，要么作为君药，发挥君的作用；要么作为臣药，发挥臣的作用；要么作为佐药，发挥佐的作用；要么作为使药，发挥使的作用；使各药在方剂整体中各秉其性，各居其位，各司其能。再次，方内各药虽然药性、药量不同，甚至药性相反，又各处不同地位，各有不同作用，但是，由于按君臣佐使关系发生相互作用，对各药的药性进行制约、调整、转化、集成，因而达到不同而和，形成一个有机的整体，产生出统一而完整的方剂功效。

从理论上总结出君臣佐使模式的，首推《内经》，该书在《素问·至真要大论》中提出：

> "主病之谓君，佐君之谓臣，应臣之谓使。""君一臣二，制之小也；君一臣三佐五，制之中也；君一臣三佐九，制之大也。"

后来，《神农本草经》又有进一步的阐述，其"序录"讲：

> "药有君臣佐使，以相宣摄合和，宜用一君二臣三佐五使，又可一君三臣九佐使也。"

从那以后，君臣佐使这一原则不断地丰富和发展，历代医家有多种研究和应用发挥。如明代何柏斋在《医学管见》中说：

> "大抵药之治病，各有所主。主治者，君也。辅治者，臣也。与君药相反而相助者，佐也。引经及治病之药至病所者，使也。"

经过反复实践和系统发展，君臣佐使成为组方配伍必须遵循的基本原则，成为临床医师遣药组方可操作的简明法则。

按君臣佐使结构组方配伍，究竟选什么药为君药，什么药为臣药，用什么药为佐、为使，不能随便，需要仔细地推敲和斟酌，着重认清和处理好以下两个方面的关系：

第一，药物与所治病证之间的关系。使入方的药物针对所治的病证，并能分清主证、次证、兼证，分别以不同的药物相对应。《素问·至真要大论》总结了针对六淫病邪的配伍原则：

> "风淫于内，治以辛凉，佐以苦，以甘缓之，以辛散之。热淫于内，治以咸寒，佐以甘苦，以酸收之，以苦发之。湿淫于内，治以苦热，佐以酸淡，以苦燥之，以淡泄之。火淫于内，治以咸冷，佐以苦辛，以酸收之，以苦发之。燥淫于内，治以苦温，佐以甘辛，以苦下之。寒淫于内，治以甘热，佐以苦辛，以咸泻之，以辛润之，以苦坚之。"

第二，入方的各药之间的相互关系。这又包括四个方面：

①气味配伍。根据中药的四气、五味、升降浮沉、归经等，设计和安排入方各药的气味配伍。这在《内经》中就提出了明确的原则，如《素问·脏气法时论》针对五脏病证指明的气味配伍是："肝欲散，急食辛以散之，用辛补之，酸泻之。""心欲而大，急食咸以而大之，用咸补之，甘泻之。""脾欲缓，急食甘以缓之，用苦泻之，甘补之。"等等。

②功效配伍。即从药物的治疗功效上进行配伍，如散收并用（如干

姜与细辛配五味子）、刚柔互济（如鳖甲地黄汤之配伍肉桂）、补泻同施（龙胆泻肝汤之配伍当归、生地）、升降并投（如桑菊饮中桔梗配杏仁）、动静结合（如补中益起汤中配伍陈皮）、开上通下（麻子仁丸配杏仁以开肺气助通便）、上病下取（如凉膈散中配伍大黄、芒硝）等。

③结构配伍。即分清主次，安排好各药在方内的地位和作用，形成方剂的结构，即"君、臣、佐、使"。

④七情配伍。即各药在方内相互作用效应的配伍，包括相须、相使、相畏、相杀、相恶、相反等"七情"，在配伍中要用相须、相使者，忌用相杀、相恶者，使入方的药物达到"七情合和"。

当然，君臣佐使只是方剂结构的一种模式，实际情况比这要复杂得多。有些方剂只有两三味药，形不成典型的君臣佐使结构；有些方剂用药十多味甚至几十味，其结构就要复杂得多。但是，无论药味多少，任何方剂的君臣佐使结构都是不可缺少的，差别只在于是否典型，是否严格。

三、七情合和，药间作用调整功效

方剂的功效之所以"整体大于部分之和"，除了基于其君臣佐使结构之外，还有另一重要原因——入方各药间的"七情合和"。

由于每种中药都有其特定的气、味、归经等药性，入方的各药之间不但在药性上不同，而且相互之间必然地发生相互作用。在组方配伍时，不但要选好君药、臣药、佐药、使药的药性，而且要认清并协调好各药之间的相互作用，才能组成所需要的方剂。各种中药之间的相互作用多样而复杂，在组方配伍时，需要着重注意掌握以下七种相互作用关系，称为"七情"，即单行、相须、相使、相畏、相杀、相恶、相反。

所谓"七情合和"，就是在组方配伍时，有目的地搭配和协调好入方各药的这七种相互作用关系，令其合和而达最佳效果。七情合和是临床遣药组方必须遵循的一项法则，这一法则早在《神农本草经·序录》中就提出并作了明确的论述：

> "药有阴阳配合，子母兄弟，根茎花实，草石骨肉。有单行者，有相须者，有相使者，有相畏者，有相恶者，有相反者，有相杀者。凡此七情，合和视之，当用相须相使者良，勿用相恶相反者。若有毒宜制，可用相畏相杀者，不尔，勿合用也。"

对于"七情"的具体解释历代不尽相同，目前的基本认识是：

单行——不用其他药物辅助，靠单味药即可发挥作用，如独参汤及其他单方。

相须——性能相类似的药物相伍为用，可起协同作用，增强疗效。如石膏、知母合用以增强清热泻火之力。

相使——性能不相同的药物相伍为用，能相互促进，增强疗效。如补气之黄芪与利水之茯苓合用，能增强补气利水之功。

相畏——一种药的毒副作用，能被另一种药物减轻或抑制。如半夏和南星的毒性能被生姜减轻或消除，故称半夏和南星畏生姜。

相杀——一种药物能减轻或消除另一种药物的毒副作用。如防风能解砒霜之毒，绿豆能解巴豆之毒，故称防风杀砒霜、绿豆杀巴豆。

相恶——两种药物合用，能互相牵制而使作用降低，甚至丧失药效。如生姜恶黄芩、人参恶莱菔子。

相反——两种药物合用后能产生毒性反应或副作用。如乌头反半夏，甘草反芫花。

七情合和的基础是中药的性味和功效，药物之间的七情关系会强化、削弱、调整药物原有的药性和药效，转化、形成各药所没有的新药性、新功效。在这七情中，相须、相使的药物可发挥协同作用，相畏、相杀的药物具有不同程度的拮抗作用，相恶、相反的药物在配伍中应禁忌。

在组方配伍中，君臣佐使和七情合和这两项原则需要同时遵守。君臣佐使是方剂的整体结构，形成和负载方剂的整体功效，决定着入方的各药在方内的地位和作用；七情合和是方内各药之间的具体相互作用及其效应，是支持君臣佐使结构的药性基础，只有方内各药的七情关系是合和的，方剂的君臣佐使结构才是合理和可靠的，才能形成理想的整体功效。在各种方剂中，用为臣药、佐药的，大多与君药是相须、相使关系，决不能用相杀、相恶的药物。

掌握药物之间的七情合和规律，根据治疗的需要有计划地进行调配，可使入方的药物强其性、全其性，也可减其性、失其性，以此而形成方剂整体的新功效，这是遣药组方的一种艺术。清代徐大椿的《方药离合论》有一段精彩的总结：

> "方之与药，似合而实离也。得天地之气，成一物之性，各有功能，可以变易血气，以除疾病，此药之力也。然草木之性，与人殊体，入人肠胃，何以能如人之所欲，以致其效？圣人为之制方以调剂之，或用以专攻，或用以兼治，或相辅者，或相反者，或相用者，或相制者，故方之既成，能使药各全其性，亦能使药各失其性。操纵之法，有大权焉，此方之妙也。"

在七情关系中，最简单和基础的是两味药之间的配伍关系，其代表是"药对"，中医在组方配伍中大量地掌握和运用了这种关系。"药对"也称"对药"，是药性和功效配伍恰当的两味药，相对固定地配伍使用，常作为结构最简单的复方使用，也大量地应用在较大的复方中。药对的配伍规律主要有相反相成为对、相辅相成为对、同类相从为对、药食相助为对等。张仲景的《伤寒论》立方113首，使用药对就达147个，许多方剂就是以药对为方的，如桂枝甘草汤（桂枝配甘草）治疗心阳不足所引起的心下悸等。所创的麻黄配桂枝、柴胡配黄芩、芍药配甘草、栀子配淡豆豉等著名药对，对后世的影响很大。历代关于药对的研究很多，专著有《雷公药对》、北齐徐之才的《药对》、清代严洁等的

《得配本草》等。

在许多情况下，药物通过七情合和可以形成和发挥新的特定作用。这在药对中体现得最为简明，而在多味药组成的复方中，情况更加多样和复杂。例如桂枝，通过"相须"关系，与麻黄配伍能解表发汗，适用于风寒表实证；与附子配伍能温阳固表、温阳化气，适用于风湿表虚证、肾阳不足之腰痛；与黄芪配伍能补益卫阳之虚、中气不足，适用于血痹、中虚挟寒之脘痛病证；与人参配伍能通阳补气、宣阳化阴，适用于营卫不和虚寒证。通过"相反"关系，与白术作扶正祛邪相反配伍，可调和营卫，发汗止汗，有扶正祛邪之妙，适用于太阳中风病及表虚客邪之证；与石膏作寒热相反配伍，在表能祛风清热，无温通助邪、寒凉抑遏之弊，在里既能清热降逆，又能温化水饮，适用于风湿热病、胃热挟寒饮病；与羚羊角作寒热相反配伍，能清郁闭之热结，散外来之寒邪，适用于寒热夹杂之痹病。通过"相使"关系，与茯苓配伍，只治里不治表，茯苓得桂枝之使，功擅温阳涤饮，适用于痰饮病；与饴糖配伍，饴糖得桂枝之使，功擅甘温建中，缓急痛，适用于中虚脘痛之病证。

在七情关系中，需要特别注意小心处理的，是药物间的相恶、相反关系，明确地提出了"配伍禁忌"，即防止两种药物相伍产生生毒、副作用，或削弱、抵消疗效。在《神农本草经》中就载明相恶药60种，相反药18种。后世对于配伍禁忌的认识多有发展，具体内容也不完全一致，金元时期概括为"十九畏"和"十八反"，编成歌诀以便传习和遵循。

"十九畏"是："硫磺畏朴硝；水银畏砒霜；狼毒畏密陀僧；巴豆畏牵牛；丁香畏郁金；川乌、草乌畏犀角；牙硝畏三棱；官桂畏石脂；人参畏五灵脂。"

"十八反"是："甘草反甘遂、大戟、海藻、芫花；乌头反贝母、瓜蒌、半夏、白蔹、白芨；藜芦反人参、沙参、丹参、玄参、细辛、芍药。"

近半个世纪来，对于方剂配伍的机制和规律进行了大量现代实验研究，包括方剂配伍药物相互作用机理的研究、方剂配伍药物的剂量关系的研究、方剂配伍的药效物质基础及其变化的研究等，证明并进一步揭示了七情合和的机制和规律。

　　研究发现，组成方剂的中药在煎煮和生效过程中，各药间的相互作用会影响和改变药性和药效，有的会产生新成分发挥原药所没有的作用。目前研究较多的有两个方面：一是物理效应。发现药间的相互作用影响中药的溶解度、沉淀、吸附作用，使分子的极性、磁性，甚至分子结构发生改变，对化学反应起诱导作用，对药内物质起协同增效或减毒作用，改变药代动力学参数，调整药物的吸收、分布和生物利用度。二是化学反应。发现药间相互作用能引起化学组成的变化，形成新物质。如生脉散通过煎煮，人参皂苷水解转化，使Rg3、Rh1由微量成分变成主要成分，并产生新成分5-HMF；黄芩与明矾配伍，黄芩苷与铝盐形成络合物黄芩苷铝。黄芩与明矾配伍作为抗菌收敛药应用于临床，兼有黄芩苷抗菌和铝盐收敛作用之双重功效；麻杏石甘汤中甘草与麻黄配伍，其成分甘草酸与麻黄碱形成锌络合物，借助其脂溶性进入细胞内与核酸结合，影响微生物核酸的正常生化功能，发挥抗病原微生物的作用。

　　方剂配伍的化学研究发现，药物在配伍前后，有效成分在煎煮过程中的溶出率有明显差异。有效成分的溶出率增加，则疗效增加；反之，则疗效降低。例如，柴胡与牡蛎同煎，牡蛎可中和酸性物质，能抑制柴胡皂苷的分解，可提高柴胡的煎出率；葛根与含芦丁、槲皮素的药材同煎，芦丁和槲皮素的溶解度比在没有葛根的纯水中的溶解度增加6.5倍；黄连与吴茱萸配伍，可使黄连中小檗碱的溶出率降低。同时，药物在配伍前后，毒性成分在煎煮过程中的溶出率也有差异。例如，槟榔与常山配伍，槟榔中的鞣质与常山中的生物碱可生成鞣酸生物碱沉淀，通过沉淀反应降低常山生物碱的溶出率，收到降毒的效果；附子中含有的乌头碱毒性极大，甘草中含有甘草酸，附子配伍甘草，在合煎时甘草中的甘草酸与附子中的乌头碱形成复盐，使乌头碱的溶出率降低；附子与甘草合煎比附子单煎的乌头碱的溶出率降低22％，故有"附子得甘草性缓"之说。

总起来说，方剂的君臣佐使和七情合和是方剂合群之妙的关键，它对入方的中药进行调节控制，使入方的各药不能单独发挥其原有的药性作用，而是被纳入君臣佐使的框架，受到七情合和作用的调控，从被限定的地位发挥被调控了的特定作用，这已不是各药的原有作用，而是形成方剂整体功效而被设定和调制的一种最适宜的作用，这是从中药的药性和功效转化为方剂的整体功效的基本机制。

第四章

方证对应原理

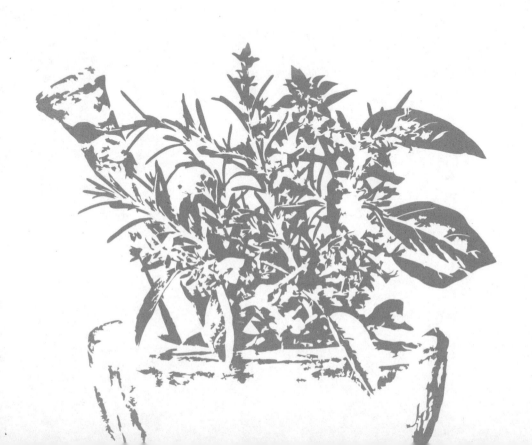

　　药为治病而设，有什么病，用什么药。中医辨证论治所治的"证"，是中医用中药治疗的对象。把中药组成方剂使用，也是以"证"为治疗对象，有什么样的"证"，就要用什么样的方。因此，组方配伍，设计和构建方剂的整体功效，针对的是所要治疗的"证"，是根据"证"的性质和特点而立。有是证，用是方，即医家们所总结的"观其脉证，知犯何逆，随证治之"。这是决定方剂的作用目标和功效性质的机制和规律，方剂论将其总结为"方证对应原理"。该原理可简要地表述为：方因证立，方随证变，功效于证，以证验效。

一、从药证对应到方证对应

　　中医方剂与西药的一项重要区别，是治疗对象不同。西药治疗的对象是西医所认识的"病"，中医方剂的治疗对象是中医所认识的"证"，主要是人的生命活动的功能态的异常，即各具特征的疾病功能态。其临床表现主要是整体（或亚整体）性功能异常，往往涉及或包含器质性病变，但临床诊察的焦点是功能性异常。

　　所谓"药证对应"和"方证对应"，讲的是方药与治疗对象之间的对应性关系。西药以西医之"病"为治疗对象、效应对象、评价坐标，中药和方剂以中医之"证"为治疗对象、效应对象、评价坐标。由于治疗和效应对象不同，中药方剂与西药之间在药性、药效上也就存在着巨大的差异。药证对应和方证对应是中药和方剂的重要特性。

　　"药证对应"是中医的药性学、药效学的基本原理，所揭示的是

"用其何性、应于何物、收于何效"的机制和规律。"药证对应"是讲，中医对中药的药性、药效的选择、鉴别、效验，是以辨证论治之"证"作为效应对象和评价标准，以对"证"的作用效应取其性、用其效。中药有植物、动物、矿物等多种来源，每种中药都包含着多种化学成分，具有多种可开发的药用功效，但中医没有全面地去研究和开发，而是根据辨证论治的需要，着重于认识、选择、使用对于证有特定治疗作用的药性和功用，是"以证识效、以证选效、以证用效、以证验效"。因为证有阴、阳、寒、热、虚、实、表、里等类，所以才选择和应用中药的滋阴、壮阳、祛寒、清热、补虚、泻实、解表、通里等药性和药效。

中药的药证对应有个重要特点，它不是在实验室中先验明其物质成分、理化性质，然后据其构效关系、特异药理作用来论定药性和功用，而是在辨证论治的临床实践中，以对人身病变的证候所起作用的性质和效应，来认识和判断其性味和功效，强调"愈疾之功，非疾不能以知之"。例如，对于机体的热性证候有纠正作用，或用后机体出现寒凉性变化的，判断其药性是寒凉性的；对于机体的寒性证候有纠正作用，或用后机体出现温热性变化的，判断其药性是温热性的。

中药的寒热温凉"四气"，是根据对证的作用性质来判断和选用的，在治疗中针对所应之证而用。所谓"寒者热之，热者寒之""虚则补之，实则泻之"，讲的就是药性与证之间的对应关系。中药的辛甘酸苦咸"五味"，同样是根据对证的作用性质来判断和选用的。在治疗中针对所应之证而用。辛的发散、行气、行血作用，甘的补益、和中、缓急作用，酸的收敛、固涩作用，苦的泄和燥的作用，咸的软坚散结、泻下作用等，都是针对特定的证而发挥特定的作用。中药的"升降浮沉""归经"等功效，同样是对应于特定的证而呈现的特定作用效应。

中药学对于中药的研究，关于中药的分类，以及对每味药的性味、功效、用法的认定和说明，都是以证为纲、药证对应的。目前中药的分类体系是：解表药、清热药、泻下药、祛风湿药、温里药、理气药、止血药、活血祛瘀药、补气药、补血药、补阴药、补阳药、安神药等，明确地体现着药证对应的性质。

所谓方证对应，是指方剂与所治之证的匹配对应关系，即方剂根据证的性质和特点而立，以证作为治疗对象、效应对象，以对证的治疗效应来判断和评价其功效。方剂以中药组成，方证对应是从药证对应发展而来。但是，方证对应比起药证对应来，有了重要的发展和突破，具有药证对应所没有的许多新的重要特性。特别突出的有以下几点：

第一，药证对应是以单味药的药性与证对应，而方证对应是以方剂的整体功效与证对应。单味中药以其特定的偏性对证产生纠偏效应，其作用往往是单一的、片面的，难以应对证的复杂和多变。而方证对应是以方剂的整体功效来应对病证，可以根据所辨之证的特点，有目的有计划地设计出方剂功效，然后遣药组方，形成单味药所没有的整体功效。方剂把入方各药的药性及其对证的对应性进行了整合、优化、转化，使方剂功效对证的对应更加全面和完备，疗效也更加确切、稳妥、可靠。

第二，方证对应具有药证对应所没有的灵活变应性。在药证对应中，药的性味是固定不变的，难以应对病证的变化。而方剂可以通过调节药味、药量，来调整方剂的整体功效，使方剂的整体功效可以随证的变化而变化，既可"方因证立"，又可"方随证更"、"随证加减"，这样，方证对应比药证对应就具有更强的可变性、适应性。

第三，方剂与证的对应具有多层次、多角度的全方位特点。具体的病证是多样和多变的，大都包含着阴阳、表里、寒热、虚实等多个方面的内容或特点，有些证较为单纯，有些证往往十分复杂，常有阴病及阳、阳病及阴、寒热夹杂、虚实夹杂、表里相间等状况。证的复杂多样性对方剂的功效提出了多样化的要求，而方剂的组方配伍又为方剂的多样化开辟了道路。以几千种中药配伍组成了几万首实用方剂，使方剂功效的多样性与病证变化的多样性相适应，可全面地兼顾到各种复杂情况，既可突出地针对主证，又可兼顾次证、兼证、错杂证等复杂情况，使方与证之间的匹配更加完整、周密，治疗效应更加全面、立体。

方证对应是方剂为辨证论治服务的必然产物。八纲辨证有阴阳、寒热、虚实、表里等证，方剂有滋阴、壮阳、祛寒、清热、补虚、泻实、解表、攻里等剂与之相应；脏腑辨证有五脏、六腑之证，方剂有疏肝、泻心、补脾、清肺、补肾、和胃、利胆等剂与之相应；六经辨证有太阳、阳明、少阳、太阴、少阴、厥阴等证，方剂有桂枝汤、白虎汤、柴胡汤、四逆汤、真武汤、乌梅丸等剂与之相应；气血津液辨证有气分、血分等证，方剂有补气、理气、补血、理血、气血双补、治燥、祛湿、祛痰等剂与之相应。

　　方证对应是方剂在功效学上的根本属性。因此，方剂学关于方剂的分类，以及对其功用、主治的说明，都以证为轴心。方剂的分类是方证对应的，一个方对应一种证，一类方对应一类证，以证的分类为基础，形成了方剂的分类体系。方剂的功用和主治是方证对应的，功用是指方剂对证的作用功效，主治是指方剂的主治之证。历代方剂学关于方剂的分类及其功用和主治的论述，形成与辨证论治相表里的体系。

　　历代对方剂的分类有多种研究，也提出过多种不同的分类方法，如"七方"分类法、"十剂"分类法，以及按组成分类、按功效分类、按治法分类、按脏腑分类、按病因分类等。但是，经过长期的实践和理论研究证明，"证"是贯穿所有方剂的总纲，各种方剂的组成和功效之不同，取决于所治之证的不同。因此，"以证类方"是方剂分类的根本方法，这样能够从内在本质上抓住和反映各方剂之间的相同点和差异点，如实地体现着方与证的内在联系，在临床辨证论治中可便捷地从众多方剂中检索到所需要的方剂。"以证类方"现已成为方剂分类的主流方法，各类方书、方剂学专著对方剂的分类，都是"以证类方"为纲。20世纪70年代以来，高等中医药院校的方剂学教材已有十多个版本，一直沿用"以证类方"的分类方法，分类体系日臻完善。所列基本类型为：解表剂、泻下剂、和解剂、清热剂、祛暑剂、温里剂、表里双解剂、补益剂、安神剂、固涩剂、开窍剂、理气剂、理血剂、治风剂、治燥剂、祛湿剂、祛痰剂、消导化积剂等，鲜明地体现着以证类方的基本特点。

方与证的对应关系决定了判断和评价方剂功效的坐标是证。如果离开中医之证，离开方证对应关系，改成以西医之"病"为效应对象，或按西药药理学来检验方剂或方内各药的功效，都是弄错了评价坐标和判断标准，必然得不出正确结果。当然，除了针对证的调理作用，方剂还有别的药理作用和治疗功效，可以在方证对应之外去进行研究和开发，但那必然脱离辨证论治、脱离中医药原理，是另外的一种研究方向或途径。

二、方因证立，证变方亦变

方剂之所以与证对应，是因为中医在临床处方时，是根据所辨之证的性质和特点，来设计和组成方剂的，称为"方因证立"。这就是说，任何一个方剂的组成，从选择什么样的药物，到设计和构成什么样的整体功效，都因应于所要治疗的证。有什么样的证，就要立什么样的方，这是方证对应的内在本质。

方因证立是临床处方的一项基本法则，它要求医师在辨证的基础上，针对病人所患病证的性质和特点，来遣药组方。这一法则十分明确地强调，证是立方的根据、用方的目标，方剂之是否有效，或功效如何，关键在于是否准确地因于证。正如历代医家们总结的：方因于证，如百钧之弩，一举贯革；方不因证，虽弓劲矢疾，去的弥远。

例如，患者证见往来寒热，胸胁苦满，嘿嘿不欲饮食，心烦喜呕，口苦，咽干，目眩，舌苔薄白，脉弦，辨证为伤寒少阳证。针对此证，张仲景为之所立方剂是小柴胡汤，其组成为：柴胡12g，黄芩9g，人参6g，半夏9g，甘草5g，生姜9g，大枣12枚。方中各药因证而选，方剂整体功效因证而立。柴胡为少阳专药，轻清升散，疏邪透表，立为君药；

黄芩苦寒，善清少阳相火，可为臣药，配合柴胡，一散一清，共解少阳之邪；半夏和胃降逆，散结消痞，可为佐药，助君臣药攻邪之用；再配人参、甘草为佐，生姜、大枣为使，益胃气，生津液，和营卫，既扶正以助祛邪，又实里而防邪入。全方以祛邪为主，兼顾正气，又以和解少阳为主，兼和胃气，使上焦得通，津液得下，胃气因和，身汗出而解。

关于方因证立的法则，《黄帝内经·至真要大论》作了早期的理论总结："寒者热之，热者寒之，微者逆之，甚者从之……上之下之，摩之浴之，薄之劫之，开之发之，适事为故。"这里所强调的，是方剂的作用功效要依证的性质和特点而立。

汉代张仲景的《伤寒论》正式提出了方因证立的原则，强调"观其脉证，知犯何逆，随证治之""病皆与方相应者，乃服之"。张仲景所创的方子，典型地遵循和体现着方因证立的原则，后世称"仲景之方，因证而设""见此证便与此方，是仲景活法"。

唐代孙思邈的《千金翼方》进一步提出"方证同条，比类相附"的法则，把方与证更加严密地统一起来，在各条论述中，列证同时列方，据证遣方，方因证立，证随方呈，方与证直接对应。

明代张景岳对方因证立法则做了更加系统的理论总结，在《景岳全书·新方八略引》中有系统而简明的阐述，讲"补方之制，补其虚也""和方之制，和其不和者也""攻方之制，攻其实也""寒方之制，为清火也""热方之制，为除寒也""固方之制，固其泄也"等，是对方因证立的具体说明。

清代徐大椿的《伤寒论类方》更加精辟地总结道："方之治病有定，而病之变迁无定，知其一定之治，随其病之千变万化而应用不爽。"说明了只有方因证立，才能有是证立是方，方随证更，每治每效。

方因证立的要害，是所立之方要与所治之证对应得严格、准确。如果对应得大体合拍，方剂有效，但不贴切；只有扣准病机，对准主证，兼证、变证等兼顾得当，所立之方才可能有灵验的功效。这需要以准确的辨证为前提，正确地选择应证之药，正确地搭配君臣佐使结构和七情合和关系，准确地计划和调控各药的用量，多一味药不可，少一味药不可，使方剂的整体功效与所治之证严格准确地对应。正如清代医家徐大椿的《执方治病论》所讲："方中之药，必与所现之症纤悉皆合，无一味虚设，乃用此方，毫无通融也。"

方因证立的关键是方剂与主证相对应。证有主证、兼证、变证、夹杂证等复杂情况。主证是指决定全局而占主导地位的证，针对主证处方才能抓住主要矛盾，主证得以解决，对附属于主证的兼证、变证、夹杂证也就容易解决或迎刃而解。例如，太阳病的桂枝汤证以汗出、发热、恶风为主证，因此主证而给桂枝汤；太阳病的麻黄汤证以恶寒身痛、无汗而喘为主证，因此主证而给麻黄汤；少阳病的柴胡汤以寒热往来、口苦、喜呕、胸胁苦满为主证，因此主证而给小柴胡汤。

方因证立决定着，证同方亦同，证异方亦异。方以证为据，随证而出、而变，同一证用同一方，不同证用不同方。如果一病现多证，要立多方来治；如果多病现一证，要立一方来治疗。同时，病证是发展变化的，方因证立也就是方随证变，证不变方亦不变，证千变方亦千变。例如感冒，证有不同，或有变化，不同的证要用不同的方，其基本证型有：风寒证——鼻塞声重，喷嚏，流清涕，恶寒，不发热或发热不甚，无汗，周身酸痛，咳嗽痰白质稀，舌苔薄白，脉浮紧；治以辛温解表，宣肺散寒；主方荆防败毒散。风热证——鼻塞喷嚏，流稠涕，发热或高热，微恶风，汗出口干，咽痛，咳嗽痰稠，舌苔薄黄，脉浮数；治以辛凉解表，宣肺清热；主方银翘散。暑湿证——发热，汗出热不解，鼻塞流浊涕，头昏重胀痛，身重倦怠，心烦口渴，胸闷欲呕，尿短赤，舌苔黄腻，脉濡数；治以消暑祛湿解表；主方新加香薷饮。时邪感冒——起病急骤，高热，恶寒，无汗或汗出热不解，头痛，心烦，目赤咽红，肌肉酸痛，腹痛，或有恶心、呕吐，舌质红，舌苔黄，脉数；治以清热解毒；主方银翘散合普济消毒饮。

中国智慧的奇葩

三、以方名证，辨方证论治

方证对应的典型形式是由张仲景创立的"方证"（"汤证"）体系。所谓"方证"，是以"方"命名的"证"，其本质是在特定方与特定证之间存在着"一对一"的特异性对应关系，只要有该证，必定用该方而效。例如张仲景在《伤寒论》中论述的桂枝汤证、麻黄汤证、小建中汤证、干姜附子汤证、五苓散证、白虎汤证、承气汤证、小柴胡汤证、大柴胡汤证等。这种方证在方剂与证之间有着严密的匹配，非此方不能治此病，非此药不能成此方，方证对应贴切，疗效显著。

张仲景的《伤寒论》不但提出了"方证"概念，把"以证系方、以方名证"的对应关系模式化，而且建立起"辨方证论治"的法则。传统的辨证论治包括"辨证、立法、选方、遣药"这4个基本环节，而辨方证论治把这一过程大大简化，把若干基本的方证作为模式，只要辨识确认所诊的病证是某方证，即可"有是证用是方"，直用与之对应的方剂，操作简捷准确。《伤寒论》101条讲："伤寒中风，有柴胡证，但见一证便是，不必悉具。"讲的就是这种辨方证论治的简捷方法。许多医家视辨方证论治为辨证论治的捷径或尖端。

《伤寒论》的113方不但是方证对应的典范，更是辨方证论治的典范。张仲景所论治的各代表证，几乎都是"以XX汤主之"。例如：

桂枝汤证："太阳中风，阳浮而阴弱，阳浮者，热自发；阴弱者，汗自出，啬啬恶寒，淅淅恶风，翕翕发热，鼻鸣干呕者，桂枝汤主之。"

麻黄汤证："太阳病，头痛，发热，身疼，腰痛，骨节疼

54

痛，恶风，无汗而喘者，麻黄汤主之。"

小青龙汤证："伤寒表不解，心下有水气，干呕，发热而咳，或渴，或利，或噎，或小便不利，少腹满，或喘者，小青龙汤主之。"

小柴胡汤证："血弱气尽，腠理开，邪气因入，与正气相搏，结于胁下，正邪分争，往来寒热，休作有时，嘿嘿不欲饮食，藏府相连，其痛必下，邪高痛下，故使呕也，小柴胡汤主之。"

辨方证论治比一般的辨证论治来得简捷，但要用好不容易，需要三个前提：一是对典型的方证要十分熟悉，理解准确，以作模式；二是辨证要准，确属斯证，直用斯方，辨证不准，方证难吻，疗效不确；三是方证不典型，要变通处理，不可牵强附会，削足适履。这里的关键，是方与证之间的匹配一定要严密，匹配的误差大小与疗效成反比。要通过疗效观察和复诊，及时恰当地调整方剂，来校正两者的对应关系，发现、缩小、消除两者之间的误差，以匹配精当求方巧效灵。

由于病变的复杂性，以及方剂的多样性和同类方剂在功效上的近似性，方证也存在着复杂变化的形态：有单一方证——一个方剂特异性地对应一个证；有合方证——由两个或几个方剂合用，特异性地对应一个证；有类方证——一类方剂特异性地对应一个（组）证。

人的病变的复杂性还表现在，同一种病变的不同过程会呈现为不同的证，或不同病变在一定条件下会呈现为相同的证。因此，方证对应也呈现为多种复杂形态，常说的"万病一方"和"一病万方"就是如此。所谓"万病一方"，是指"万病见一证则只需用一方"；所谓"一病万方"，是指"一病现万证则须用万方"。"万病一方"和"一病万方"的本质是"一证一方"，关键是要找准证与方的对应关系。《伤寒论》论及许多一证多方、一方多证、方随证变的情况。如第100条"伤寒，阳脉涩，阴脉弦，法当腹中急痛，先与小建中汤，不差者，小柴胡汤主之"；第311条

"少阴病二三日，咽痛者，可与甘草汤；不差，与桔梗汤"。

方证并非一成不变，辨方证论治要随着证的演变而变方，即"方随证更，随证加减"。因为证有主证、兼证、夹证、转变等复杂情况，如上热下寒、表寒里热、寒证化热、热证转寒、实证转虚、因虚致实、真虚假实、真实假虚等，应证之方需要随着证的变化而变化。有的是主证不变但次证变化，可在原方的基础上做药味或药量的增减调整。例如桂枝汤证，可有多种变化，医家们将其概括为："寒加附子，热加黄芩，虚加人参，实加大黄。"有的是病有转变，从一种方证发展为另一种方证，因此，证更方也更。例如"竹叶石膏汤证"，医家们将其演变及更方的来龙去脉概括为："白虎汤证——白虎加人参汤证——竹叶石膏汤证——麦门冬汤证——复脉汤证。"

在辨方证论治的过程中，发展出了一大批专方、成方。专方是专门治疗特定病证之方，更典型地体现着方与证的特异性对应关系。成方是专方的模式化，其组方配伍固定，应用对象固定，其中许多已由国家药典规范化，大量地以成药的方式生产和应用，大多列入非处方用药范围，患者可据自知病情自购自用。

辨方证论治毕竟是辨证论治的一种特定形式或特殊方式，虽然简捷，但在临床上不能代替辨证论治。因为，方证是方证对应特异性很强的关系，这种关系毕竟是有条件的、特定的，在病证复杂和多变的情况下，"方证"往往不典型或不存在，需要根据病证的实际情况，按照辨证论治的基本法则，辨证、立法、选方、遣药，才能够使所处方剂与病证实现严密匹配。

第五章

方从法出原理

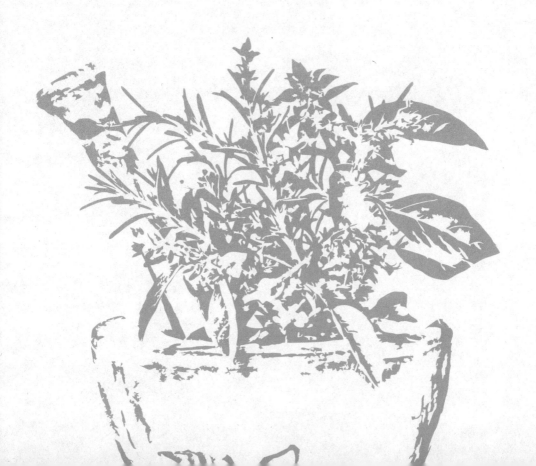

方证对应原理说明了方剂功效与证之间的对象性关系，但还不能说明方剂怎样作用于证，怎样对证发挥治疗作用。方剂的作用途径和机制是由治疗法则指引的，治疗法则针对病变机制，指明用方药的什么功效对病机发挥什么样的作用，可以药到病除。因此，临床处方不但要明辨证候，而且要定准治疗法则，按治疗法则来设计方剂的功效性质和治疗作用。如遇表邪证，治疗法则指出要用解表法，而解表的途径是发汗，由此可组成以发汗为主要功能的方剂，通过解表而祛除表邪。因此，临床处方不但要"方因证立"，而且要"方依法立"，临床的实际操作过程就是先辨识证候，再确定治法，然后据法处方。这是方剂以什么作用和途径发挥功效的机制和规律，方剂论将其总结为"方从法出原理"。该原理可简要地表述为：方从法出，方为法用，方中寓法，方随法变。

一、辨证施治，据病机立治法

临床辨证论治不但要认清病人所患的是什么病证，而且要找到治疗这一病证的有效途径和方法，中医称其为治疗法则。治疗法则是把方药功效转化为治疗作用的一架桥梁，它以揭示病变的本质和规律为基础，提出对病变机制进行调理的途径和机制，作为治疗和用药的指导原则和操作方法，据以遣药、组方、取效。治疗法则特别明确地针对病机，每一种特定病机都有特定的治疗法则来调理。

例如，虚损之证的病变本质和机制是"虚"，据以提出"虚则补之"的原则，由此而立补法。由于虚证有多种，如气虚、血虚、阴虚、阳虚等，不同的虚证立以不同的补法：气虚证要补气，立以补气法，据以指导选用补气的方药；血虚证要补血，立以补血法，据以指导选用补血的方药；阴虚证要补阴，立以补阴法，据以指导选用补阴的方药；阳虚证要补阳，立以补阳法，据以指导选用补阳的方药。

同时，临床的病证大都有许多特殊性，需要针对证候的特殊性采用各具特点的治法，于是产生出众多的具体治法。例如气虚证，有脾气虚弱证，要用益气健脾法，选四君子汤治疗；有中气下陷证，要用益气升阳法，选补中益气汤治疗；有气血两虚证，要用气血双补法，选用八珍汤治疗。再如阴虚证，有肝肾阴虚证，要用滋补肝肾法，选用左归丸治疗；有阴虚火旺证，要用滋阴降火法，选用大补阴丸治疗；有肺肾阴虚证，要用滋补肺肾法，选用百合固金汤治疗，等等。总之，治疗法则不仅是治疗的法则，而且是处方用药的法则——针对病因、病机进行调理，通过方药的作用纠正发生的异常，以收药到病除之效。

由于病证及其病机多样而复杂，与之相适应，治疗法则也发展得相当丰富和完善，形成一个庞大的体系，其内容大体可分为以下三个层次：

一是治疗原则。是以中医理论为指导，根据病变的本质和病机，从基本规律上提出治疗的方向和途径，作为采取具体治疗方法和遣方用药的准绳。基本的治疗原则有：早治防变，治病求本，扶正祛邪，燮理阴阳，调和气血，调理脏腑，正治反治，因人因地因时制宜等。

二是治疗大法。是在治疗原则的指导下，根据病机的若干基本类型，提出的一些基本的治疗方法。每种方法适用于具有同类病机的一类病证。例如，表证用汗法，寒证用温法，热证用清法，虚证用补法，实证用泻法等。常用的治疗大法有：解表法，泻下法，和解法，温里法，清热法，补益法，滋阴法，升降法，理气法，活血法，止血法，祛湿法，祛痰法，消癥法，固涩法，解痉法等。

三是具体治法。是根据治疗原则和治疗大法的要求，针对特定证候的特定病因和病机，所采取的特定治疗方法，突出了病变的特殊性，更具操作性，直接指导遣方用药。例如，对于外感表证，治疗大法指出用解表法治疗，而解表的具体机制是发汗，要运用具有发汗作用的方药，促使发汗，透发肌表，驱除表邪。但是，外感表证有多种情况，需要分别运用不同的具体治法。例如，治疗外感风寒的表寒证，要用辛温解表法，而根据其具体证候，又分为疏散风寒法、祛湿解表法、化饮解表法、理气解表法等；治疗外感温热的表热证，要用辛凉解表法，而根据具体证候，又分为疏散风热法、宣毒解表法、透疹解表法等；治疗体虚复感外邪的表证，要用扶正解表法，而根据具体证候，又分为益气解表法、助阳解表法、滋阴解表法、养血解表法等。

治疗原则、治疗大法、具体治法这三个层次是一个有机的整体，治疗原则指导治疗大法，治疗大法又指导具体治法。在许多情况下，一个病证往往涉及多种病因和病机，治疗要针对这多种病因和病机，可以用一种具体治法，但这一种具体治法可兼容不止一项治疗原则和治疗大法。例如，"肝郁血虚"的病证，采取"疏肝养血"的具体治法，它既涉及"调理脏腑""调和气血"的治疗原则，又涉及"理气法""补益法"等治疗大法。

治疗法则虽然按一般与特殊的性质分出三个层次，但因其针对的是病变的本质和机制，所以又可按其适用的病证性质来分类。有些病证的性质相同，但病机不同，需用不同的治法；有些病证的病机相同，但影响病变的因素不同，其具体证候不同，需用不同的治法；许多病证存在演变、转化、交叉、夹杂等复杂情况，需要以变化的治法来应对。可以说，有什么证，就要用什么治法，证无定证，法无定法，一法可演变出多法。因此，治疗法则的体系又与辨证体系相交叉，可按辨证体系对治疗法则进行归类，与八纲辨证、脏腑辨证、六经辨证、卫气营血辨证、三焦辨证、经络辨证等相对应，各自形成一套特定的治法体系。例如，"宣肺止咳""滋水涵木"等属于脏腑治法体系；"和解少阳""泻下阳明热结"等属于六经治法体系；"清气分热""清营凉血"等属于卫气营血治法体系；"宣上、畅中、渗下""三焦分消"等属于三焦治法体系。

治疗法则的研究和发展有一个漫长的过程，从理论上作出总结的首推《黄帝内经》，其典型的论述如：

> "形不足者，温之以气；精不足者，补之以味。其高者，因而越之；其下者，引而竭之；中满者，泻之于内。其有邪者，渍形以为汗；其在皮者，汗而发之。"（《黄帝内经·阴阳应象大论》）

> "寒者热之，热者寒之，微者逆之，甚者从之，坚者削之，客者除之，劳者温之，结者散之，留者攻之，燥者濡之，急者缓之，散者收之，损者益之，逸者行之，惊者平之，上之下之，摩之浴之，薄之劫之，开之发之，适事为故。"（《黄帝内经·至真要大论》）

在长期的临床实践中，医家们对治疗法则有了一系列的总结、创新、改进。唐代陈藏器提出"十剂"（宣、通、补、泄、轻、重、涩、滑、燥、湿）理论，指出"宣可去壅""通可去滞""补可去弱""泄可去闭""轻可去实""重可去怯""滑可去著""涩可去脱""燥可去湿""湿可去枯"。金代张从正以"汗、吐、下"三法概括诸法，认为"三法可以兼众法"。至明代，李汤卿在《心印绀珠经》中提出"轻、清、暑、火"等"十八剂"理论；徐春甫在《古今医统》中扩充为"二十四剂"；张介宾在《景岳全书》中简化归类为"八阵"（补、和、攻、散、寒、热、固、因）。到了清代，程国彭的《医学心悟》总结提出了"医门八法"，称："论病之原，以内伤、外感四字括之；论病之情，则以寒、热、虚、实、表、里、阴、阳八字统之；而论治病之方，则又以汗、和、下、消、吐、清、温、补八法尽之。"程国彭所总结的"八法"，明确地针对临床常见的基本病机，成为目前较普遍采用的基本治疗法则。

二、方从法出，依法遣药组方

方证对应确定的是方剂作用的目标，而治疗法则才是解决方剂如何达到目标的具体途径和方法，指明针对特定病证，怎样去调理其病机，用什么药物作用来调理其病机，用方剂的什么功效达到治疗目的。因此，治疗法则是遣药组方的指针和规矩，方从法出是制方的基本守则。

"辨证——立法——处方"是辨证论治的基本过程，三个环节包含着两个关系：一个是治疗法则与辨证的关系，是法依证立，有是证定是法。也就是说，特定的证要用特定的治疗法则，不同的证要用不同的治疗法则。二是治疗法则与方剂的关系，是方从法出，依是法立是方。也就是说，特定的证要依所立的特定治法来处方，不同的证要依所立的不同治法来处方。

方剂与治疗法则的这种内在关系源于临床实践。治疗法则是在方剂使用的实践中总结出来的，在形成和发展的时间顺序上，是先有方剂后有治疗法则。从治疗法则的内容来看，它所反映和驾驭的，是方剂作用于病机发挥作用的机制和规律，因此，按治疗法则制方，就是遵循最有效的机制和规律处方用药。从临床证治的实践来看，治疗法则是几千年临床处方经验的结晶，通过无数次的探索、试错、纠错、筛选、优化，找到了方剂作用的最佳途径和最佳效果，成为处方用药的捷径。只要按治疗法则处方用药，就可获得理想效果。也就是说，按治疗法则处方用药，就是最佳方案，就有最佳效果。

所谓方从法出，就是把治疗法则作为制方的指针和规范，依法立方，方为法用，循法生效。治疗法则对方剂的指导和规范作用，主要体现在以下三个方面：

一是从治疗原则上，指明处方用药的指导思想和总体思路。如早治防变，治病求本，扶正祛邪，燮理阴阳，调和气血，调整脏腑，因人制宜等。

二是针对所要治疗的证候，指明方剂作用的目标，作为设计和构建方剂整体功效的依据，使方剂功效准确地针对所治之证。不同的证要用不同的治法和不同的方剂，一些较为复杂的病证要找准其特殊性，提出针对其特殊病证的治法，使方剂与所治之证严密匹配对应。例如，治疗里寒证，基本方法是温里法，要选用具有温中、祛寒、回阳、通脉等作用的药物，组成温里剂，以祛除里寒。但是，里寒证有多种复杂情况，不能一法一方通治，要区分不同情况分别采用不同的治法，用不同的方剂。如果属于中焦虚寒证，要用温中祛寒法，代表方是理中丸；如果属于阴寒内盛、阳气衰微证，要用回阳救逆法，代表方是四逆汤；如果属于阳虚血弱、复有外寒入于经络证，要用温经散寒法，代表方是当归四逆汤。

三是针对病机，指明治疗作用的基本机制，以其为据来选择药性，设计方剂的整体功效，使方剂针对特定病机发挥特定的调理作用。例如外感表证，病邪在表，要以解表法来治疗；而解表的机制是发汗，要选择具有发汗作用的药物，与相关药物配伍，组成解表剂，通过发汗来解表，以疏散在表之邪，因此解表法也称为汗法。如果不指明外感表证的治法是解表，不指明解表的机制是发汗，就不懂得用解表剂，也不懂得选择发汗药物组成解表剂。再如里实证，病属邪积于里、腑气不通，治疗要用泻下法，泻下的具体途径是通便、逐水，因此要选具有通便、逐水作用的药物，组成泻下剂来逐除在里之邪。如果不指明里实证的治疗需要泻下，就不懂得用泻下剂，也不懂得选具有通便、逐水作用的药物组成泻下剂。

方从法出必然法寓方中。所谓法寓方中，是指依法组方用药时，把治疗法则内化为方剂的制方原理和生效机制，既决定着方剂的用药和组方，又决定着方剂的作用和功效，使方剂与治法相表里，方剂为治法之表，治法为方剂之里。一方面，作为方剂的制方原理，治疗法则是选药、配伍、组方的规矩。方剂与各种中药的区别，不在于药味多少，而在于是否守规矩，离开治疗法则任意用药，没有规矩，构不成所需的有效方剂，是谓有药无方。另一方面，作为方剂的生效机制，治疗法则是使方剂的药力生成功效的杠杆，没有治疗法则的规范和指引，即使方药众多，药性卓然，也难有确效。因此，从方剂的设计、组成、使用、生效的全过程来看，方遵循法、贯彻法、体现法，无法不成方，无方不寓法，方中有法，方和于法。

方剂与治法的内在统一性，具体地体现在辨证论治的实际操作中。例如，患者临床表现为食少便溏、面色萎白、语言低微、四肢无力，脉细而弱，辨证属于脾虚气弱。识其病机为，脾胃为后天之本，气血生化之源，脾虚气弱，受纳与健运乏力，则饮食减少；湿浊内生，故大便溏薄；脾主肌肉，脾虚气弱，四肢肌肉无所禀受，故四肢乏力；气血生化不足，血不足不荣于面，而见面色萎白；脾为肺之母，脾胃一虚，肺气先绝，故见气短、语声低微；舌淡苔白，脉虚弱皆为气虚之象。针对该脾虚气弱证，治法应为补气健脾，以复其运化受纳之功。据此，可选人参为君药，用其甘温益气、健脾养胃补中的功效；选白术为臣药，用其苦温健脾燥湿的功效，助人参以加强益气助运之力；选茯苓为佐药，用其甘淡渗湿健脾的功效，以增健脾祛湿之功；选炙甘草为使药，用其甘缓益气和中、调和诸药的功效；将这四药配伍，在整体上形成并发挥益气健脾的整体功效。方剂组成为：人参9g、白术9g、茯苓9g、炙甘草6g，该方即有名的四君子汤。在这个过程中，辨证、分析病机、提出治疗法则、设计方剂功效、选药、组方，一气呵成，方与法融为一体。

方剂学对于各种方剂的具体研究和说明，都包括组成、用法、功用、主治、方解等项内容，具体地阐明了方从法出、法寓方中的关系，阐明了方剂与治法的内在统一性。"主治"是由治法指明的治疗对象；"功用"是根据治法设计和应用的作用功效；而"方解"则是以对病机的分析为基础，指明方药针对病机的作用性质和机制，从"证——

法——方"的统一上来说明方剂的作用功效。在方剂学中，不讲治法讲不清方剂，不讲方剂讲不明治法。

三、方随法变，以法统方类方

人的病证多样而变化，无百人一证之病，也无一成不变之证。临床证治无一成不变之治法，也无一成不变之方剂，要因人因证因变制宜。证异治亦异，法变方亦变，既忌一法治到底，也忌一方用到底。

方随法变是指方剂的组方配伍及其整体功效，要随着治法的变化而变化。治法的改变，有时因于病证的演变、转化，有时因于病证复杂，要有治标与治本、先治与后治的计划安排。因此，对于同一患者的病证，往往先后用不同的治法分步骤地治疗，每一种治法都要用相应的方剂，故为方随法变。但无论怎样变化，都要谨守病机，据以确定基本治法；要随时掌握证候的变化，据以对治法进行调整；以此作为依据，来立方、调方、更方。

例如桂枝汤的变化应用。桂枝汤为太阳中风证而设，其病机为风寒外感、卫强营弱，证见头痛发热、汗出恶风、苔白不渴、脉浮缓或浮弱。桂枝汤为解表剂，治以辛温解表，功为解肌发表，调和营卫。其组成是：桂枝9g、芍药9g、生姜9g、大枣3枚、甘草6g。该方为仲景群方之魁，乃滋阴阳、调和营卫、解肌发汗之总方，随着证候的变化和治法的调整，由之化裁而出的方剂达29首之多。有人将以桂枝汤证为核心，以桂枝汤治疗为基础，随着桂枝汤证的不同变化而用桂枝汤加减来治疗，称之为"桂枝汤法"，在临床上常习以为用。例如，可以调整治法，在桂枝汤基础上加味而成新方，典型的如桂枝加葛根汤，功为解肌舒筋，主治太阳病之项背强几几、反汗出恶风；桂枝加厚朴杏子汤，功为解肌发表，下气平喘，主治宿有喘病，又感风寒而见桂枝汤证者。有时治法略有变化，药味略有加减，可十分灵活地适应证候的多种细微变化，如恶风寒较甚者，加防风、荆芥、淡豆豉疏散风寒；体质虚者，加黄芪益气，以扶正祛邪；兼见咳喘者，加杏仁、苏子、桔梗宣肺止咳平喘等。有时，治法和方剂的变化微小，但应证取效十分灵巧，如仅把方中的桂枝和芍药加减变化，就可适应不同证候的治疗，常用的有桂枝加桂、桂枝减桂、桂枝加芍、桂枝减芍等。桂枝汤有多种变方，应用十分广泛，如当归四逆汤温经通脉，治血虚寒滞之四肢逆冷证；桂枝加龙骨牡蛎汤调和阴阳，重镇安神；以黄芪易甘草倍生姜即黄芪桂枝五物汤养气血，温经通痹；桂枝加黄芪汤开腠理微发汗，除水湿，治黄汗证；桂枝去芍加皂荚汤理肺化痰；桂枝去芍加麻黄、附子、细辛汤治气分病阳虚阴凝、水饮积于胃中不消证，等等。

再如半夏泻心汤的变化应用。该方为和解剂，治以调和肠胃。其组成是：半夏9g、黄芩6g、干姜6g、人参6g、炙甘草6g、黄连3g、大枣4枚。其功用为和胃降逆，开结除痞。主治胃气不和，证见心下痞满不痛，或呕吐，肠鸣下利，舌苔腻而微黄，脉弦数。但若证候有所不同或变化，则治法改变，方亦随法变，演为另外三个方剂：一是生姜泻心汤，治水热互结于中焦，脾胃升降失常所致的痞证。该方由半夏泻心汤减干姜6克，加生姜12克而成。方中重用生姜，取其和胃降逆、宣散水气而消痞满之力，以奏和胃消痞、散结除水之功。二是甘草泻心汤，即半夏泻心汤加炙甘草9克而成。方中重用炙甘草调中补虚，以凑益气和胃、消痞止呕之功，主治胃气虚弱、寒热错杂所致的痞证，证见腹中雷鸣下利、水谷不化、心下痞而满、干呕心烦不得安等。三是黄连汤，即半夏泻心汤去黄芩6克，加黄连5克、桂枝5克而成。本方功为平调寒热，和胃降逆，主治胸中有热，胃中有寒，证见胸中烦闷、欲呕吐、腹中痛，或肠鸣泻泄，舌苔白滑，脉弦。上述半夏泻心汤的各种随法应变，有的是一二药味之变，有的是药量稍有加减，虽辛开苦降、寒热并调之旨不变，而其主治却各有侧重。半夏泻心汤治寒热交结之痞，故苦辛平等；生姜泻心汤治水与热结之痞，故重用生姜以散水气；甘草泻心汤治胃虚气结之痞，故重用甘草以补中气而痞自除；黄连汤寒热并调，和胃降逆，则治上热下寒的腹痛欲呕之证。由此可见，只要谨守病机，法因证变，方随法更，无论病证怎样复杂变化，都可随机应变取效。

概而言之，证有主证、变证、兼证，法有主法、变法，方也有主方、变方。无论怎样复杂和变化，总是法依证立，法随证变，定法中有活法；方从法出，方随法变，定方中有活方。

方从法出，方随法变，必然形成以法统方、以法类方的关系。所谓以法统方，是指无论方剂有多少种类，有多少变化，在实际应用中治疗法则是其纲领，按治疗法则可以纲举目张地统领和掌握各类方剂。所谓以法类方，是指按治疗法则对方剂进行分类，虽然方剂可以从不同的角度和标准作不同的分类，但从临床应用来说，以法类方是最实用、最好掌握的，因而成为流行的主要分类方法。

以法统方、以法类方的典型，是"药治八法"与其统领使用的方剂。药治八法由清代程国彭概括而名，即"汗、和、下、消、吐、清、温、补"。它总结了历史上以这八种方法制方治病的经验，每一法都有主治之证，又各统所用之方，应用于临床常见病、多发病，成为临床医师习用的"治法——方剂"体系。

汗法：通过开泄腠理、促进发汗，达到驱除表邪，解除表证的目的。适用于外感表证，或麻疹、疮疡、疟疾等病初起兼表证者。代表方如麻黄汤、桂枝汤、银翘散等。

吐法：通过涌吐作用，使停留在咽喉、胸膈、胃脘等部位的痰涎、宿食或毒物从口中吐出。适用于宿食留滞、药食中毒、痰涎壅盛等证。代表方如二圣散、瓜蒂散等。

下法：通过荡涤肠胃、泻下大便，使停留于肠胃的实邪积滞从下窍排出。适用于燥屎内结、热结里实、停痰积饮等证。代表方如大承气汤、小承气汤、大柴胡汤等。

和法：通过和解或调和作用，以祛除病邪，使诸多不和之证恢复

平和。适用于邪犯少阳、肝脾不调、肝胃不和、肠寒胃热、气血失调等
证。代表方如小柴胡汤、半夏泻心汤等。

温法：通过温中、祛寒、回阳、通脉等作用，使寒去阳复。适用
于寒滞脏腑、寒凝经脉、亡阳欲脱等证。代表方如温脾汤、温经汤、
四逆汤等。

清法：通过清热泻火，清除火热之邪。分为清热泻火、清热解毒、
清营凉血、清热燥湿、清退虚热等，分别适用于气分热盛、脏腑实热、
热毒壅盛、营血分热、湿热合邪、阴虚内热等证。代表方如白虎汤、清
营汤、黄连解毒汤、清温败毒饮、青蒿鳖甲汤等。

消法：通过消食导滞或消坚散结，使气、血、痰、食、水、虫等积
聚而成的有形之结渐消缓散。适用于饮食停滞、气滞血瘀、水湿内停、
痰饮不化、疳积虫积等证。代表方如越鞠丸、厚朴三物汤、膈下逐瘀
汤、消食导滞丸等。

补法：通过滋养补益作用，以补调人体气血阴阳。分为补气、养
血、助阳、滋阴等，分别适用于气虚、血虚、阳虚、阴虚等证。代表方
如四君子汤、四物汤、六味地黄丸、肾气丸等。

第六章

转化生效原理

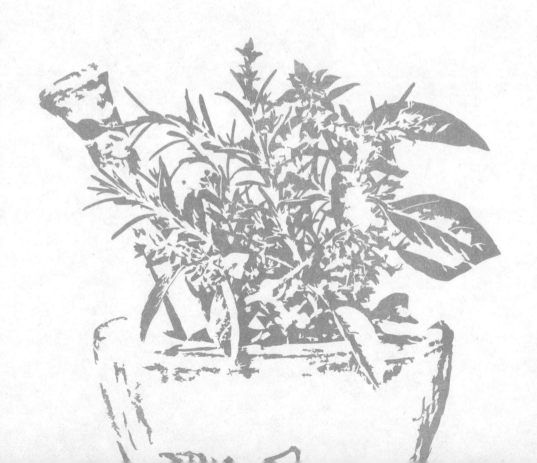

方剂在治疗中发挥功效的机制和方式，不是西药那样的特异性作用，而是经过若干中介环节的转化而生效，具有很强的非特异性。方剂治疗的对象是"证"，但它不是药物直接作用的"靶点"。方剂是通过对病机进行调理，由多种中介环节进行转化，转化的结果呈现为对证的治疗功效。这是方剂不同于西药而特有的生效机制和规律，方剂论将其总结为"转化生效原理"。该原理可简要地表述为"施治于外，神应于中"，方剂通过特定中介环节的转化而发挥其治疗功效。

一、非特异性，方剂特有功效机制

方剂的生效过程及其功效性质，虽然在某些情况下也有特异性作用，但是，从根本上来讲，就方剂发挥治疗作用的基本过程和机制而言，在本质上是非特异性的。

特异性是西药作用的特点，其药代动力学阐明的吸收、分布、代谢、排泄过程是，西药进入体内在发挥药理作用之前，药物本身不发生什么变化或转化，通过吸收进入血液，经血液循环运转至各组织器官，发挥药理作用，最后被排出体外。在这个代谢过程中，不允许药物通过转化产生或发挥原来没有的药理作用。但它有另外一种性质的转化，即在代谢酶、特别是肝脏药物代谢酶的催化作用下，发生一定的化学变化（灭活或活化），使药物以水溶性高的解离型代谢物迅速从肾排出。这种转化的目的不是治疗，而是促使药物排出体外。

方剂的药动学和药效学机制和过程与西药不同。方剂进入体内，同样有药物的运转、吸收、分布、排泄等过程，但是，还有许多西药所没有的更复杂的转化机制和过程，而这是方剂生效的主要途径和方式：

①转化环节多样。远不限于代谢酶和肝脏，几乎涉及细胞、组织、器官、系统等所有层次。一个方剂往往同时或先后通过几种不同环节的转化，最后从整体上发挥综合治疗效应。

②转化的性质复杂。不只是一般的化学反应或生物学转化，不只是为利于肾脏排泄而进行的转化，而是通过转化，产生出二次产物或效应，甚至多次产物和效应，进而发挥特定作用，呈现为治疗功效。

③转化的作用深刻。方剂对病机的调理，是从系统、器官、组织、细胞、亚细胞层次上，对生命活动的基本机制进行的调节，使这些机制从不正常的状态恢复到正常状态，呈现为疗效；特别是，许多调节是对机体的自主调理机制的调动和促进，由其发挥作用而呈现为愈病功效。

非特异性是方剂在生效方式上区别于西药的根本特点。特异性与非特异性的区别，是药物作用与其临床治疗功效之间的关系不同，特异性的本质是线性关系，非特异性的本质是非线性关系。

线性关系是可以用线性方程来表达的关系，在数学上有确定的解。其特点有三：

①叠加性。即几个因素分别作用的相加和就是这几个因素的总作用。

②均匀性。即作用因素在作用过程中不发生变化，作用因素的初始状态与终末状态之间有保持不变的比例因子。

③对称性。即作用的方向是可逆的，可以反演，正向作用与反向作用的质和量都相同。

西药的特异性就是这样的线性关系，药与靶点要"一对一"地对应。药物在生效过程中其药性不能发生改变，同时使用的两种药物不能有相互作用产生新物质，整体功效等于各药功效之和。

非线性关系是用非线性方程来表达的相互关系，在数学上没有确定的解。其特点也有三：

①非叠加性。即作用于同一对象的几个因素之间有相互作用，其作

用的总结果不等于各因素单独作用的累加和。

②不均匀性。即作用因素本身在作用过程中发生变化，在作用的初始状态与终末状态之间没有恒定不变的比例因子，往往存在催化、分叉、交叉、振荡、突变、新因素产生等过程。

③不对称性。即作用的时间箭头不可逆，作用一去不回，不可反演。由于作用因素在作用过程中的变化、相互作用产生新产物，以及这种变化和新产物的叠加和迭代，会在作用过程中发生激发、飞跃、突变，使终末结果无法从初始条件得到解释。如"吃的是草，挤出的是奶"。

方剂的药物属性与其治疗功效之间的关系，是典型而复杂的非线性关系，其突出特征有：

①通过组方配伍的君臣佐使、七情合和等相互作用，使方内各药"全其性"或"失其性"，形成非叠加的合群之妙。

②方剂进入体内，在代谢过程中，不但药物本身发生物理或化学的改变，而且会产生原药所没有的新成分，发挥原药所不具有的新功效。

③作用于特定的中介环节（微生物、细胞、组织、器官、系统等）进行转化，产生二次代谢产物，或产生特定的调理效应，发挥原药所不具有的作用功效。

④由方剂的合群之妙、药物代谢产生的新成分、中介转化的新产物和新效应的迭代和综合，呈现为方剂的终末功效。这种终末功效难以从原药的药性找到线性的药理对应关系。

二、中介转化，多种复杂生效途径

通过中介环节的接应或转化，产生出二次产物或二次效应，由其发挥治疗作用，是方剂功效非特异性的基本机制。半个多世纪以来，国内外对方剂转化生效的机制进行了大量的实验研究和临床研究，逐步揭示出一批中介转化的环节和机制，验证了方剂非特异功效的作用规律。

（一）经体内微生物系统的转化而生效

人体内寄生着一个庞大的微生物系统，微生物的个数是人体细胞总数的10倍。有几百种微生物分别定植于机体的不同部位（生态区、生态位），在正常情况下与机体共生，参与人的生理、病理过程，在代谢过程中起重要作用。特别是消化道，寄生着体内最庞大的微生物系统，口服中药都要经过这个微生物系统的消化与转化，由此产生出多种转化效应。

由微生物的二次代谢产物发挥功效。例如，中药所含的多种苷类成分，因其分子量大，亲水性高，不易被肠道直接吸收，只有被益生菌水解成苷元，才能被肠道吸收发挥药效作用。有学者认为中药真正的有效成分是经肠内菌代谢的产物。

借助特定的肠道微生物发挥作用。例如，芦荟苷的泻下作用，经大鼠实验发现，芦荟苷对普通大鼠完全无泻下作用，对无菌大鼠也无泻下作用，但使无菌大鼠单一地感染人的代谢菌，则可引起剧烈腹泻[1]，显示芦荟苷的泻下作用是由人的代谢菌转化出来的。

通过调理肠道的微生物定植条件，纠正细菌易位，呈现为抗细菌感染功效。细菌易位是肠道细菌感染的重要原因，其机制是肠道黏膜的某些异常改变，使原有的微生物定植条件发生异常，原籍菌不能生存，外籍菌移位来定植，由菌群移位形成感染。研究发现，在大黄的多种作用中，有一种重要作用是促进肠蠕动、清除肠道内细菌和内毒素、改善和保护胃肠黏膜屏障、纠正细菌易位，由此可以治疗由细菌易位而发生的肠道感染性疾病[2]。

①小桥恭一.《中药有效成分与肠细菌的关系》，《医学与哲学》，1995年，第11期，第598页。
②陈德昌等.《大黄对肠黏膜的保护作用》，《中国危重病急救医学》，1994年，第6期，第329页。

通过调理微生物之间的相互关系，发挥抗细菌感染的治疗功效。有些方药在药理实验中并无抗菌作用，却能够治疗细菌感染性疾病，其抗菌功效是转化出来的。例如，一些有清热解毒、抗细菌感染作用的方药，在体外实验虽可抑菌，但浓度要很高，在体内难以达到这样的高浓度，其抗细菌感染作用并非直接来自药物本身；穿心莲、金荞麦、白花蛇舌草无论在体外或体内均无明显抑菌活性，却可治疗感染性疾病；穿心莲水溶性黄酮部分体外抑制痢疾杆菌力较强，但对痢疾患者却无效，抑菌力很弱的内酯部分的疗效反而明显。[①] 研究发现有些中药被微生物转化出的代谢产物，对另外的微生物有抑制作用，能够调节微生物之间的相互作用，或调理微生态位的定植条件，具有恢复微生态平衡、消除感染的效应。

（二）药物在体内转化出二次产物发挥疗效

方剂在体内的转化，除了肠道微生物这一途径，还有与药物代谢有关的生理、生化过程。这种过程可改变原有药物的成分，或产生新成分，由其发挥原药所没有的特定功效。

例如，六味地黄丸（由熟地黄、山茱萸、牡丹皮、山药、茯苓、泽泻6味药组成）有多种治疗功效，有些功效无法从原药的药理作用来解释。有人进行"六味地黄丸的体内直接作用物质及药代动力学研究"，实验中分析鉴定出口服六味地黄丸后11个血中成分及其生药来源，其中有4个成分为代谢中的新产物，这些代谢产物可维持长时间的血药浓度平台期，与口服单体化合物的体内行为明显不同。发现1号成分5-HMFA是由地黄、泽泻、山茱萸3味中药在代谢中共同作用而产生的新成分，可明显地改善实验动物的血液流变、血小板聚集率、细胞黏附因子等，有很好的补肾功能，显示5-HMFA为六味地黄丸治疗衰老和血瘀的主要药效物质基础。[②]

[①] 孙孝洪.《中医治疗学原理》，四川科学技术出版社，1990年，第154页。
[②] 衣晓峰等.《千年古方六味地黄丸——配伍规律被揭示》，《中国中医药报》，2007-07-19。

（三）通过对器官或系统的特定调理而发挥疗效

方剂作用的"靶点"一般不直接对应于病灶，而是对某些组织、器官、系统或功能网络进行特定的调理，由其"应"而发挥特定作用，转化为治疗效应。

研究发现，补肾方（由生地、熟地、附子、肉桂、山茱萸、山药、巴戟天、淫羊藿、补骨脂9味药组成）在临床治疗中呈现出肾上腺皮质激素样作用，对于肾上腺皮质激素不足的病症有治疗功效。但研究证明方内各药均不含类皮质激素样物质（或其前体）。在实验中发现，如果把实验动物的肾上腺切除，则该方不再呈现肾上腺皮质激素样作用。[1]这显示，补肾方是作用于肾上腺，由肾上腺转化出肾上腺皮质激素样作用。而有些助阳药，临床上有明显增强性功能的作用，但在切除性腺的动物身上，则无这种激素样作用，显示性腺在药与效之间起了中介转化作用。

近年有研究发现，二地鳖甲煎能抑制睾丸间质细胞凋亡，可能是中药补肾治疗男性勃起功能障碍的机制之一[2]；左归丸、右归丸能不同程度地改善下丘脑—垂体—肾上腺皮质的组织结构，延缓其老年性变化，由此而生的效应却难从左归丸、右归丸的药理成分直接说明[3]。

关于中药的抗肿瘤研究发现，中药不仅可干预癌细胞的正常代谢、破坏癌细胞的结构、抑制癌细胞的生长，还可通过改善血液理化特性、调节人体免疫功能，来增强抗癌能力，抑制致癌化学物质的致癌作用，防止癌细胞转移；有些中药通过对免疫细胞及因子进行良性调节，干预肿瘤免疫逃逸，发挥扶正抑癌的作用。[4]

①姜春华、沈自尹.《肾的研究》，上海科学技术出版社，1981年，第166页。
②应荐等.《补肾滋阴法对肾上腺皮质激素型肾阴虚大鼠睾丸组织超微结构的影响》，《中西医结合学报》，2006年，第6期，第620页。
③龚张斌等.《补肾方药对老年大鼠下丘脑—垂体—肾上腺皮质所属组织结构形态变化的影响》，《辽宁中医杂志》，2006年，第1期，第103页。
④陈明明等.《扶正抑癌中药免疫调节作用的研究进展》，《中华医药杂志》，2007年，第1期，第61页。

（四）作用于"本"，由"本"转化出疗效

许多方剂具有双向、多向调节作用，有人按西药原理用"多靶点"来解释，是不合实际的。"双向"或"多向"作用的本质，在于中医的治疗原理——"治病求本"，强调"善为医者，必责根本""病变万端，各有其本，一推其本，诸证悉除""责根本""推其本"是方剂作用的目标或"靶点"，"本"被扶正了，由"本"之"不正"而生的各种异常，都可调整过来，故"诸证悉除"。正如明代医家张景岳所总结的：

> "病变虽多，其本则一。知病所从生，知乱所由起，而直取之，是为得一之道。譬之伐木而引其柢，则千枝万叶，莫得弗从矣。"

例如，当归既能抑制子宫平滑肌收缩，使子宫弛缓，也能兴奋子宫平滑肌，使其收缩加强；鹿茸的中等剂量能增强心脏的收缩，有强心作用，而大剂量使用则抑制心脏的收缩，使心率减慢，血压降低；肾气丸中之熟地，原本补阴，无助阳之效，作用于人体，则表现出升阳作用；左金丸之黄连，原本泻心，无清肝之效，作用于人体，则表现出泻肝火作用。桂枝汤对体温、汗腺分泌、心率、胃肠蠕动、免疫功能等有复杂的调节功效：发热者有退热作用，低温虚寒者有温经作用；下利者可止利，便秘者可通便；高血压者可降压，低血压者可升至正常；心率快者可减慢，心率慢者可提高至正常；取微汗解肌可发汗而不伤正，对自汗出者可止汗而不留邪等。已发现桂枝汤的这些复杂作用，是通过对丘脑、神经、消化道、机体整体功能等与病变有关机制的调理，然后产生的治疗效应。[1]

《内经》有一条重要的治疗法则，称：

> "壮水之主，以制阳光；益火之源，以消阴翳。"

---

[1]严有斌等.《桂枝汤的临证应用》，陕西科学技术出版社，1990年，第39～44页。

这是经典的"推其本"治法，方剂的作用目标，既不是直接地"制阳光"和"消阴翳"，也不是"壮水""益火"，而是作用于"阳光"的病本"水之主"，"阴翳"的病本"火之源"。通过"壮水之主"以"生水"而"制阳光"，通过"益火之源"以"升火"而"消阴翳"。这是运用方剂推动机体中介转化而达治疗目的的一种艺术。

（五）"助人生生之气"转化为功效

许多方药的药性和功效，往往并非直指方药的药物成分或药理作用，而是作用于机体生命活动的某些环节或过程，由其"应"而转化呈现的效应，即中医所讲"助人生生之气"。清代李冠仙在《知医必辨》中总结道：

> "气虚者宜参，则人之气易生，而人参非即气也；阴虚者宜地，服地则人之阴易生，而熟地非即阴也。善调理者，不过用药得宜，能助人生生之气。"

人参并不就是"气"，也不能从人参提纯出"气素"一类的有效成分，但人参是补气的第一要药，气虚者服参确能补气；熟地并不就是"阴"，也不能从熟地提纯出"阴素"一类的有效成分，但熟地是滋阴的第一要药，阴虚者服熟地确可滋阴。人参和熟地的功效，是"助人生生之气"的产物或效应。

研究发现，人参是通过对中枢神经系统、内分泌系统、心血管系统、代谢系统、免疫系统的良性调节，才转化和表现出多种重要功效。前苏联学者拉扎雷夫曾把这类药物及其作用称为"适应原"，它能调理和改进机体的适应功能，增强非特异性防御能力。已知人参、红景天、刺五加、冬虫夏草等属于这类药物，黄芪、党参、五味子等也有"适应原"的作用。

从方药的"升、降、浮、沉"来讲，不是药代动力学的转运和输布现象，不是药达病所，而是药效学现象，是效现病所，是在病所呈现的药物作用效应，这是由"脏气""经气"所"应"而"使"之的结果。明代张景岳《类经》总结得好：

> "凡治病之道，攻邪在乎针药，行药在乎神气。故治施于外，则神应于中，使之升则升，使之降则降，是其神之可使也。若以药剂治其内而脏气不应，针艾治其外而经气不应，此其神气已去，而无可使矣。"

这里所讲的"脏气""经气"，并不是某些特异性的物质成分或物质系统，而是人的生命功能的不同方面。对于方剂功效而言，指的是机体对方剂作用的内在接应和转化机制。

方药的"归经"同样不是药物沿经络转运和输布的药代动力学现象，不是药走经络；而是药效学现象，是效循经络，即药物对机体的作用效应循经呈现，是方药作用由"经气"所"应"而"使"之的结果。包括针灸的"气至病所"，也是针刺与经络相互作用的"得气"效应。

三、方巧效灵，推动机体自主调理

在中医手里，方剂不是西药那样"带枪的士兵"，不是消灭敌人的"魔弹"，而是对人的生命活动进行良性调理的"生生之具"。其中一项重要的内容，就是依靠、调动、发挥机体固有的自主调理机制，来防病治病，这是中医使用方剂的一种更高级的艺术。

系统科学证明，人是世界上最高级的自组织系统。机体的自组织机制像"一只看不见的手"，支配着机体自主地建立和保持健康、抵御和祛除疾病，使人的生命运动呈现"不倒翁"的特性和状态。对于内外因素的扰动和冲击，无论是营养的，还是致病的，或治病的，机体的自组织机制都自主地进行处理，然后做出反应，表现为健康、或发病、或愈病。这种自组织机制和过程是健康的枢机，也是发病的枢机，更是愈病的枢机。疾病的发生，一般是异常因素的冲击超出了自组织机制的调节能力，或者自组织机制和能力本身虚弱或受损，不能正常地进行自主调理。中医强调的"求本""治本""固本"，深层目标就是指向机体的这种自主调理机制和能力，要求依靠和调动机体的自主调理机制和能力来防治疾病。

中医在长期的实践中深刻地认识了机体的这种自组织特性和自主调理机制，特别是认清了机体的自主调理的自发趋势是向健祛病（即自愈），只有在它自愈而不能时，才需要外来治疗手段的支持。这种外来的治疗不能代替和损害机体的自主调理，而是要依靠、调动、发挥机体自主调理的作用，以方药之力与之有机地配合，共奏祛病之功。在临床处方用方时，中医非常注意对机体自愈机制的调动和发挥，创造了许多重要的法则，以及与之相应的方剂，较为典型的有以下几种：

（一）轻药愈病，常得中医

巧用药力，借助机体的自主调理机制，可以不药或轻药而愈病，这是临床用方的一种艺术。早在秦汉时期就总结出了"八字金丹"，讲"有病不治，常得中医"（或称"病不服药，常得中医""病不服药，如得中医"）。此"中医"是指机体内部的自主调理机制和能力，强调有些病可以不用方药，而靠机体自身的调理过程而愈，即"不服药为中医"。

但是，有些病不医不药不能痊愈，必须使用方药，但要细察病情，推敲方效，斟酌药力，借助和调动机体的自主调理，求得事半功倍的效果。清代医家徐大椿在《医学源流论》中总结论述了"病有不必服药论""轻药愈病论""汤药不足尽病论""病深非浅药能治论"等，强调：

"天下之病，竟有不宜服药者……如无至稳必效之方，不过以身试药，则宁可以不服药为中医矣。"

　　"病之在人，有不治自愈者，有不治难愈者，有不治竟不
　愈而死者。其自愈之疾，诚不必服药；若难愈及不愈之疾，固
　当服药。"

　　许多病证有一定愈期，投药用方要谨守时机。徐大椿就此提出"愈
病有日期论"，强调治病之法，常理为治早而药中病，则愈速；治缓而
药不中病，则愈迟。然而，亦有不论治之迟早，而愈期有一定者，皆宜
静养调摄以待之，不可乱投方药。若以其不愈，或多方以取效，或更用
重剂以希功，即使不误，药力胜而元气反伤，愈治愈远。更或有不对症
之药，不惟无益，反有大害。不顾愈期，欲强之有速效，则如揠苗助
长，其害不可胜言。

（二）调"阴阳自和"，助病自愈

　　中医的阴阳学说从阴阳的互根、互生、互化、互用，来认识和阐
明生理、病理、治疗机制，认识到阴阳相互作用的自发趋势是"阴阳自
和"，目标是走向和保持"阴平阳秘"。因此，依靠、调动、发挥阴阳
自和的机制和能力，既是防治疾病的重要法则，也是临床用方的重要法
则。汉代张仲景在《伤寒论》中提出了"凡病，阴阳自和者必自愈"的
论断，有两条经文专门论述了阴阳自和而愈的病证及其临床处置方法。

　　后世医家对阴阳自和及其临床证治有多种研究和实践，探索和发展
了"驭阴阳自和""调阴阳自和"的法则。清代柯琴在《伤寒来苏集》
中提出了"欲其阴阳自和，必先调其阴阳之所自"的观点，主张对阴阳
自和的机制和过程进行良性调理，倡导了"调阴阳自和"的治法。

　　如何把方药的作用与机体阴阳自和的机制和过程统一起来？已有的
做法大体有三：

　　①"待自和"。即诊其病势，知可自和，不医不药，待其自愈。

　　②"助自和"。即阴阳虽有自和之力，但有邪有损，单靠自和之力
不足自愈，可因自和之势，用扶正祛邪之剂，助其自和而愈。

③"调自和"。即以方药之力对阴阳自和的机制和过程进行良性调理，增自和能力，畅自和过程，促阴阳自和而病愈。

清代名医王应震曾深刻地总结把机体的自主调理机制考虑在内的用方之道：

> "见痰休治痰，见血休治血，无汗不发汗，有热莫攻热，喘生休耗气，精遗不涩泄，明得个中趣，方是医中杰。行医不识气，治法从何据，堪笑道中人，未到知音处。"

机体的阴阳自和机制和能力客观存在，忽视它、不懂得它，在临证处方用药时，不考虑机体阴阳自和的作用，盲目地乱用攻补，甚至有意无意地干扰和破坏阴阳自和，必然方效不吻。历代医家十分强调要善于借阴阳自和之力，要把机体的阴阳自和纳入到整个治疗方案中，纳入到对方药作用功效的设计和预期中，处方用药需要谨慎地斟酌分寸。常讲的原则就是《黄帝内经·五常致大论》中指出的：

> "大毒治病，十去其六；常毒治病，十去其七；小毒治病，十去其八；无毒治病，十去其九。"

"大毒、常毒、小毒、无毒"是药性的大小强弱之别，因为有机体阴阳自和的机制在起作用，因而，要根据药性的大毒、常毒、小毒、无毒之别，掌握去病的六分、七分、八分、九分之约，为阴阳自和的作用留出空间。

（三）推五脏生克，治脏腑病变

中医的脏腑学说指出，心肝脾肺肾五脏配属火木土金水五行，相互之间存在着生克乘侮关系，使五脏之间相互作用而呈现整体稳定。五脏之中任何一脏发生的病变，既是其他脏异常变化的产物，也对其他脏产生影响，因此，通过调理五脏之间的生克乘侮关系，可以防治疾病。

方剂的临床应用，在许多情况下就是以方剂的特定作用来推动五脏之间的生克制化，转化而呈现为复杂性的治疗功效。常用的方法有滋水涵木、益火补土、培土生金、金水相生、补肝养心、扶土抑木、培土制水、佐金平木、泻南补北、清心护肺等。

"滋水涵木"是通过滋补"肾水"以涵养"肝木"的治疗方法。因肾为肝之母，故滋肾水可以养肝木。代表方有一贯煎等，该方由北沙参、麦门冬、生地黄、当归、枸杞子、川楝子组成，常用于治疗肝肾阴虚、肝失所养而疏泄失常之证。方中生地黄为君，以滋水益肾；以沙参、麦冬、当归、枸杞子为臣，配合君药滋阴养血生津以柔肝；用少量川楝子疏泄肝气为佐使；共奏滋阴疏肝之功。

"培土生金"是通过健"脾土"以益"肺金"的方法。因脾为肺之母，故补益脾土可以调理和治疗肺金之病。代表方有参苓白术散等，该方由莲子肉、薏苡仁、砂仁、桔梗、白扁豆、白茯苓、人参、炙甘草、白术、山药组成，常用于治疗脾弱肺虚久咳之证。因脾主运化水湿，若脾虚不运，水湿内停，聚而为痰为饮，上犯于肺，可见咳喘等证，若仅从肺脏论治，则咳喘难止或虽止而易复发。该方以人参、白术、茯苓益气健脾渗湿为君；配伍山药、莲子肉助君药以健脾益气，并用白扁豆、薏苡仁助白术、茯苓以健脾渗湿，均为臣药；用砂仁醒脾和胃，行气化滞，为佐药；桔梗宣肺利气，通调水道，又能载药上行，甘草健脾和中，调和诸药，共为使药。该方的主旨在补脾胃、益肺气，通过补中气、渗湿浊、行气滞，使脾气健运，湿邪得去，则诸症自除；其功重点不在治肺，但通过补脾胃可益肺气而祛其疾。

"益火补土"是通过补"命门之火"（肾阳）以温煦"脾土"的方法。因肾为先天之本，肾阳为一身阳气之根，脾为后天之本，脾阳的运化有赖于肾阳的温煦推动，因肾阳虚不能温煦脾土而致的脾肾虚寒证，治宜补命门之火以温煦脾土。代表方有四神丸等，该方由肉豆蔻、补骨脂、五味子、吴茱萸、大枣、生姜组成，其功为温肾暖脾，涩肠止泻，主治因命门火衰、火不暖土、脾失健运所致的肾泄（五更泄）。方中重用补骨脂辛苦性温，补命门之火以温养脾土，为君药；以肉豆蔻温中涩肠，吴茱萸温脾暖胃以散阴寒为臣；以五味子酸温固肾涩肠，助君臣药温涩止泻之力为佐；用姜、枣同煮，以温补脾胃，鼓舞运化。医家们谓该方"治肾泄有神功"。

第七章

知常达变原理

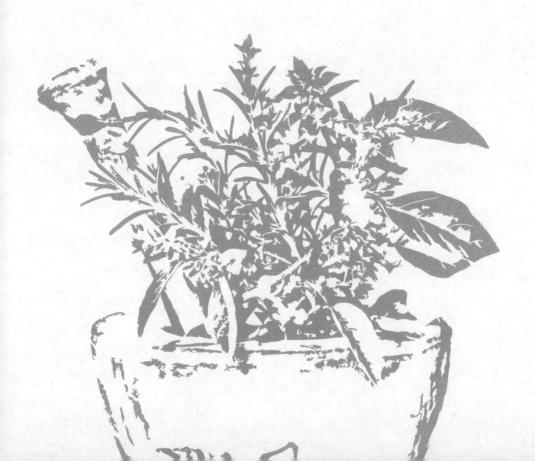

组方配伍、方证对应、方从法出、转化生效等原理，揭示的都是方剂的功效规律，是临床使用方剂需要遵循的基本规矩。但是，大千世界，人们的健康与疾病千变万化，疾病不会按这些规矩发生，也不会按这些规矩演变，这些规矩不过是临床证治的一般原则。如何具体地应用于特定病人的特定病证及其变化，则需要从实际出发，具体情况具体分析，根据患者的特定病证和特殊变化，严格地掌握和灵活地运用这些基本原则，做到原则性与灵活性相统一。这里存在着临床用方的随机应变机制和规律，方剂论将其总结为"知常达变原理"。该原理可简要地表述为：知常达变，圆机活法，守治法而不泥方，执成方而不泥药，以变应变而制胜。

一、临证如临阵，用药如用兵

人无定人，证无定证，法无定法，方无定方，病有内、外、久、暂、轻、重、缓、急之别，治有标本、先后、逆从、补泻之异，方应随之灵活应变。医家们总结出一条规律："临证如临阵，用药如用兵。"《孙子兵法·虚实篇》说：

　　"水因地而制流，兵因敌而制胜。兵无常势，水无常形，能因敌变化而取胜者，谓之神。"

兵势如此，人的病变和治疗更是如此。历代医家都强调"处方如布阵，用药如用兵""用方如用将，用药如用兵"，主张以制方用药的机动灵活，来应对病证变化的复杂多样，做到知常规而达变化，执圆机而用活法。

"用药如用兵"思想的核心，是强调因敌制胜、以变应变。不但要通晓"己"之治法、方理、药性，更要洞察"彼"之病证本质、特性、变化，因证而定治法，因变而调方药，做到方随证变，以方药之变，应病证之变，病万变方亦万变。清代徐大椿的《医学源流论》专设《用药如用兵论》，系统地阐述了"防病如防敌""治病如治寇""用药如用兵"的道理。他说：

> "是故兵之设也以除暴，不得已而后兴；药之设也以攻疾，亦不得已而后用，其道同也。故病之为患也，小则耗精，大则伤命，隐然一敌国也。以草木之偏性，攻藏府之偏胜，必能知彼知己，多方以制之，而后无丧身殒命之忧。"

徐大椿把《孙子兵法》运用于临床防治，论述了"用药如用兵"的具体方法：

> "是故传经之邪，而先夺其未至，则所以断敌之要道也。横暴之疾，而急保其未病，则所以守我之岩疆也。挟宿食而病者，先除其食，则敌之资粮已焚。合旧疾而发者，必防其并，则敌之内应既绝。辨经络而无泛用之药，此之谓向导之师。因寒热而有反用之方，此之谓行间之术。一病而分治之，则用寡可以胜众，使前后不相救，而势自衰。数病而合治之，则并力捣其中坚，使离散无所统，而众悉溃。病方进，则不治其太甚，固守元气，所以老其师。病方衰，则必穷其所之，更益精锐，所以捣其穴。若夫虚邪之体，攻不可过，本和平之药而以峻药补之，衰敝之日不可穷民力也。实邪之伤，攻不可缓，用峻厉之药而以常药和之，富强之国可以振威武也。然而选材必当，器械必良，克期不愆，布阵有方，此又不可更仆数也。孙武子十三篇，治病之法尽之矣。"

"知常达变"就是要知常、知变，知常而至变、达变。"常"指一般现象和普遍规律，指事物恒常不变的性质和特征。临证遣方用药之"知常"，就是要熟悉和掌握病证、治法、组方、取效的一般规律，以及组方用药的一般法则，这是"达变"的前提和基础。"变"指个别现象和特殊规律，以及变易转化的性质和特征。"达变"就是要诊察清楚特定病人的特殊病情及其变化，据以将常规的治法、方药进行灵活变通运用，以适应病证的特殊需要。"知常达变"就是要把治疗和制方的一般法则，与病证的特殊情况和具体变化统一起来，把常法用于特殊病证的特殊变化，据常法转化衍生出切中特殊病证之特殊变化的特定治法和方剂。

知常易，达变难。知常要持重，达变要逐机，逐机要证移辄随，证变、法变、方亦变，勿持常而忽于逐机，亦勿逐机而失于持常。达变的本质是"活法活方"，要临证权衡，知病机之变、病证之变，应之以治法之变、方药之变，治法和方药都依证候的变化而增损。

世有刻板之方，人无刻板之病。检谱对弈弈必败，拘方治病病必殆，且病有不见经论之异证，其治则必用不由绳墨之异法，不可守一法而应万变，执一方而御百病，须在成法规矩之上，用圆机活法之巧。所谓"圆机"，是对成法规矩既要执持，又要圆活，把原则性的规矩灵活地运用于具体变化。历代医家们强调，药不执方，合宜而用，此方之不必有也；方以立法，法以制宜，此方之不可无也；方之善者，得其宜也；方之不善者，失其宜也；善知方者，可以执方，亦可不执方，能执方能不执方者，非随时之人不能也。《景岳全书·新方八略引》对圆机活法有一段精辟的论述：

> "用方之意，则犹有说焉：夫意贵圆通，用嫌执滞，则其要也。若但圆无主，则杂乱生而无不可矣，不知疑似间自有一定不易之道，此圆通中不可无执持也；若执一不反，则偏拗生而动相左矣，不知倏忽间每多三因难测之变，此执持中不可

无圆活也。圆活宜从三思，执持须有定见，既能执持，又能圆活，其能方能圆之人乎，而人其为谁哉！"

二、师法不泥方，执方不泥药

方从法出，特定病证需要特定治法。但是，有些病证的变化，基本治法可以不变，而所用方剂需要调整。在同一种治法的指引下，用变化的方剂来治疗，即所谓"师其法而不泥其方"。而在有些情况下，病证与某个成方基本相应但又略有变化，应该选用该成方，从药味或药量上酌予加减，使方剂的整体功效与病证的微小差异和变化更加准确地对应，此即"师其方而不泥其药"。临证如不察病机，不论治法，只直用成方，谓之"有方无法"；如不据病情变化酌予加减，只墨守成方，又谓"有方无药"。因此，守治法而不泥方，执成方而不泥药，是知常达变、圆机活法的重要法则。

（一）药味加减变化

药味的加减变化是调整和优化方剂功效的首要方法。一个方剂的药味增加或减少，可以改变其作用功效和适应证候。通常是在运用成方的过程中，根据病证的变化而增减方中的药味，使方剂的组成随证候的变化而变化，称为"随证加减"。这种变化的特点有二：

一是主证不变。即病变的主病、主证、基本病机未变，随着兼证的变化，加入或减去某些药物，使之更切合变化了的证候。例如麻黄汤，由麻黄、桂枝、杏仁、炙甘草组成，主治风寒表实证。如果外感风寒所伤在肺，证见鼻塞声重、咳嗽痰多、胸闷气短、苔白脉浮者，当以宣肺散寒为主，可从麻黄汤中减去桂枝，炙甘草易为甘草，加生姜（成为三拗汤），使肺气宣畅，以除诸证。如果主证已变，那就不是原方的药味加减能够适应的，需要根据主证更换治法另立新方。

　　二是主药不变。因主证未变，故方剂的君药也不变，加减变化的主要是臣、佐、使药物，使方剂的主攻方向仍然针对主证，但能适应变化了的兼杂等证。例如桂枝汤，该方由桂枝、芍药、生姜、大枣、甘草组成，具有解肌发表、调和营卫之功，主治外感风寒表虚证，证见头痛发热、汗出恶风、脉浮缓或浮弱、舌苔薄白等。若此证又兼有宿疾喘息，则可加入厚朴以下气除满、加杏仁以降逆平喘（成为桂枝加厚朴杏子汤）；若此证又因风邪阻滞太阳经脉，致津液不能敷布，经脉失去濡养，而见项背强几几者，可由桂枝汤加葛根以解肌舒筋（成为桂枝加葛根汤）；若此证因误下而兼见胸满，桂枝汤证仍在，当减去方中酸收之芍药，以专于解肌散邪（成为桂枝去芍药汤）。

　　由一个方剂加减化裁，可以派生出几个甚至十几个新方，较典型的如桂枝汤，由其派生出的方剂有17个之多：桂枝加附子汤（桂枝汤加附子）、桂枝去芍药汤（桂枝汤去芍药）、桂枝去芍药加附子汤（桂枝汤去芍药加附子）、桂枝加桂汤（桂枝汤的桂枝用量加100g）、桂枝加厚朴杏子汤（桂枝汤加厚朴、杏仁）、桂枝加葛根汤（桂枝汤加葛根）、桂枝加芍药汤（桂枝汤再加芍药150g）、桂枝加大黄汤（桂枝汤倍芍药加大黄100g）、桂枝人参汤（桂枝汤减红枣、芍药、生姜，加白术、人参、干姜）、桂枝去芍药加蜀漆牡蛎龙骨救逆汤（桂枝汤去芍药，加牡蛎、蜀漆、龙骨）、桂枝加芍药生姜人参汤（桂枝汤加芍药、生姜各50g，人参150g）、桂枝去桂加茯苓白术汤（桂枝汤去桂枝，加白术、茯苓）、小建中汤（桂枝汤加饴糖、倍芍药）、桂枝甘草汤（桂枝汤减芍药、红枣、生姜）、柴胡桂枝汤（桂枝汤加黄芩、人参、半夏、柴胡）、当归四逆汤（桂枝汤减生姜，加当归、通草、细辛）、当归四逆加吴茱萸生姜汤（桂枝汤加当归、通草、细辛、吴茱萸）。

　　张仲景的《伤寒论》是师法不泥方、执方不泥药的典范，其活法活方、随证加减之精妙，充分体现出其熟谙理法方药的智慧，能知机识证、法方活用、法胜于方，使法尽其功，方尽其效，药尽其能。全书用药不过82种，制方113个，而治法却有397种。在各条文中对于证候的变化及治法、方药应有的调整，都有分析和交待。在小青龙汤、小柴胡汤、四逆散、通脉四逆汤、真武汤、理中汤、枳实栀子豉汤等方剂之后，专门附有加减化裁的具体说明。

（二）药量加减变化

药物的用量决定着药力的大小。一个方剂在组成的药味不变的情况下，可以改变方内一味或几味药物的用量，把方剂的功效调整得更加精准，这是"方随证变"的又一重要方法，自古就有"汉方不传之秘在量上"之说。这种加减变化有两种基本情况：

一是主治证候和病机不变，但病情轻重不同。可以通过药量加减来调整和改变药力，并不改变方剂的配伍关系，也不改变方剂的基本功效和主治。例如四逆汤与通脉四逆汤，两方都由附子、干姜、炙甘草3味药组成。四逆汤的干姜、附子用量比较小，功于回阳救逆，主治阳微寒盛而致四肢厥逆、恶寒蜷卧、下利、脉微细或沉迟细弱的证候。而通脉四逆汤的干姜、附子用量比较大，有回阳逐阴、通脉救逆的功用，主治阴盛格阳于外而致四肢厥逆、身反不恶寒、下利清谷、脉微欲绝的证候。两方之比较见下表。

四逆汤与通脉四逆汤之比较

方 剂	组成配伍			功 用	主 治
	炙甘草	生附子	干 姜		
四逆汤	100g	1枚	75g	回阳救逆	下利清谷、呕吐、恶寒、四肢厥逆、身体疼痛、脉微细或沉迟细弱
通脉四逆汤	100g	1枚（大者）	150g	回阳通脉	下利清谷、四肢厥逆、身反不恶寒

二是主治证候和病机都有差异或改变。可以加大药量增减的幅度，方剂的药味虽然未变，但其配伍关系随药量的改变而发生改变，往往君臣易位，方剂的基本功效和主治也发生改变。例如小承气汤与厚朴三物汤，两方的组成都是大黄、枳实、厚朴3味药。大黄功能泻热通便，枳实、厚朴能下气除满。以小承气汤治疗阳明府实大便秘结，就重用大黄攻积泻热为主，枳实、厚朴用量就小。以厚朴三物汤治疗气机阻滞腹胀便秘，故重用厚朴行气消胀，辅以大黄、枳实泻热导滞。两方相比，大黄用量虽同，但厚朴用量之比为1∶4，枳实用量也有显著变化，故功用和主治明显不同，两方之比较见下表。

小承气汤与厚朴三物汤之比较

方剂	组成配伍			功用	主治
	君	臣	佐　使		
小承气汤	大黄200g	枳实3枚	厚朴100g	荡积攻实	阳明腑实证：谵语潮热、大便秘结、腹痛拒按
厚朴三物汤	厚朴400g	枳实5枚	大黄200g	行气泄满	气滞便秘：脘腹满痛不减、大便秘结

（三）药味与药量同时加减

以一个方剂为基础，既有个别药味的改变，又有药量的加减，以应对非典型性病证，是临床用方更加广泛和灵活的方法。例如麻黄汤与麻杏石甘汤，麻黄汤主治外感风寒的表实证，重在发汗解表，所以用麻黄、桂枝、杏仁、炙甘草组成，麻黄配桂枝，以发汗为主。如果麻黄汤去掉辛甘温的桂枝，改用辛甘大寒的石膏，各药的用量酌变，则成为麻杏石甘汤，其功效以清泄肺热为主。两方的功用和主治有明显的差异，其比较如下表。

麻黄汤与麻杏石甘汤之比较

方 剂	组成配伍				功 用	主 治
	君	臣	佐	使		
麻黄汤	麻黄 150g	桂枝 100g	杏仁 70个	炙甘草 50g	发汗散寒 宣肺平喘	外感风寒表实证：恶寒发热、头痛身疼、无汗而喘、舌苔薄白、脉浮紧
麻杏 石甘汤	麻黄 200g	石膏 250g	杏仁 50个	炙甘草 100g	辛凉宣泄 清肺平喘	风寒郁而化热，肺中热盛：身热不解、汗出而喘、舌苔薄白或薄黄、脉浮滑而散

（四）剂型的变化

剂型是临床使用方剂的型制，同一个方剂可有不同的剂型，不同的剂型有不同的使用方法，其功效也有不同，是调整方剂功效的又一重要方法。常用的剂型有多种，最基本的剂型有：

汤剂。把组成方剂的药物用水（或酒、或水酒各半）浸透煎煮，去渣取汁服用。是临床使用最广泛的剂型。

散剂。将组成方剂的药物研碎，成为均匀混合的干燥粉末，分内服和外用两种。内服的可用水冲服或水煮取汁服用；外用的可敷于或撒于病患部位。

丸剂。将药物研细末，以蜜、水（或米糊、面糊、酒、醋、药汁等）作为赋型剂，制成圆形固体剂型。常用的有蜜丸、水丸、糊丸、浓缩丸等。

膏剂。将药物用水或植物油煎熬浓缩而成的剂型，分内服和外用两种。内服膏剂有流浸膏、浸膏、煎膏等；外用的有软膏、硬膏等。

丹剂。无固定形态，有的以散状，有的以丸状。因多以精炼药品或贵重药品制成，故称丹而不称丸。也分内服和外用两种。

酒剂。以酒为溶媒浸泡药物,或加温同煮,去渣取汁,供内服或外用。

其他常用剂型还有茶剂、药露、锭剂、饼剂、条剂、线剂、灸剂、糖浆剂、片剂、冲剂、注射剂等。

根据病证和治疗的轻重缓急,可以在不改变药味或药量的情况下,通过改变方剂的剂型,来调整其功用和效率。日常多见的是用汤剂以急治,用丸剂以缓治。例如理中丸,由人参、干姜、白术、甘草各3两组成,主治脾胃虚寒。若以汤剂,适用于证情较急重者,作汤剂内服的作用快而力峻。若证情较轻或缓者,不宜急于求效,应以丸剂,取其作用慢而力缓。再如抵当汤与抵当丸,药味相同,由水蛭、虻虫、大黄、桃仁组成,但功用有别,也是因于病证的轻重不同,其比较见下表。

抵当汤与抵当丸之比较

剂型	组成药物				主治
	水蛭	虻虫	大黄	桃仁	
抵当汤	30条	30只	150g	20个	伤寒蓄血证:少腹硬满急结、小便利、身黄、发狂或如狂、脉微而沉(或沉结)
抵当丸	20条	20只	150g	25个	证候同上,但较轻,无发狂或如狂现象

总之,上述药味、药量、剂型等的变化,可以单行,也可以相互配合使用。通过这些变化,可以更加灵活地调整和变通方剂的功用和主治,丝丝入扣地与所治病证精准对应,以化裁之精心,应病情之万变。

三、基础方、代表方、常用方

疾有千证，但有主有从；方有万变，也有纲有目。经过几千年的实践和积累，各类方剂发展成为一个有序的系统，形成基础方、代表方、常用方等基本层次和序列。

基础方是适用于基础病机、基础证型和基本治法的方剂，可因证候的变化和治法的调整，由其派生出多种方剂。例如，前述的解表剂之麻黄汤、桂枝汤都是典型的基础方；泻下剂之大承气汤，是治疗阳明腑实证的基础方，由其加减衍化出小承气汤、调胃承气汤、复方大承气汤等；清热剂之白虎汤，是清热生津的基础方，由其加减衍化出白虎加人参汤、白虎加桂枝汤、白虎加苍术汤等；温里剂之理中丸，是温中祛寒的基础方，由其加减衍化出附子理中丸、理中化痰丸、桂枝人参汤等；补益剂之四君子汤，是补气的基础方，由其加减衍化出异功散、六君子汤、香砂六君子汤、保元汤等；六味地黄丸是补阴的基础方，由其加减衍化出知柏地黄丸、都气丸、麦味地黄丸、杞菊地黄丸等。

代表方是适用于一种病证及其治法的典型方剂，可在其基础上进行加减化裁。

常用方是临床日常较多使用的方剂，由基础方或代表方化裁而来，或由医家们创设，一般用于常见病、多发病的常规治疗。根据当代方剂学的总结，主要的代表方和常用方可列述如下。

（一）解表剂

以解表药为主组成，具有发汗、解肌、透疹等作用，可以解除表证。主要类型有：

①辛温解表剂，代表方如麻黄汤：麻黄6g、桂枝4g、杏仁9g、甘草

3g。常用方剂还有桂枝汤、大青龙汤、九味羌活汤、小青龙汤、加味香苏散、麻黄加术汤、麻杏苡甘汤、三拗汤、华盖散、桂枝加葛根汤、桂枝加厚朴杏子汤、大羌活汤、香苏散、香苏葱豉汤、小青龙加石膏汤、射干麻黄汤等。

②辛凉解表剂，代表方如银翘散：连翘9g、银花9g、苦桔梗6g、薄荷6g、竹叶4g、生甘草5g、荆芥穗5g、淡豆豉5g、牛蒡子9g。常用方剂还有桑菊饮、麻黄杏仁甘草石膏汤、越婢汤、柴葛解肌汤、升麻葛根汤、宣毒发表汤、竹叶柳蒡汤、柴葛解肌汤、葱豉桔梗汤、葱豉汤、活人葱豉汤等。

③扶正解表剂，代表方如败毒散：柴胡10g、前胡10g、川芎12g、枳壳10g、羌活10g、独活10g、云苓15g、桔梗12g、人参9g、甘草5g。常用方剂还有再造散、葱白七味饮、葳蕤汤、加减葳蕤汤、荆防败毒散、仓廪散、参苏饮、麻黄附子细辛汤、麻黄附子甘草汤等。

（二）泻下剂

以泻下药为主组成，具有通导大便、荡涤实热、排除积滞、攻逐水饮等作用，主治里实证。主要类型有：

①寒下剂，代表方如大承气汤：大黄12g、厚朴15g、枳实12g、芒硝9g。常用方剂还有大陷胸汤、小承气汤、调胃承气汤、复方大承气汤等。

②温下剂，代表方如大黄附子汤：大黄9g、附子9g、细辛3g。常用方剂还有温脾汤、三物备急丸、白散等。

③润下剂，代表方如麻子仁丸（丸剂量）：麻子仁500g、芍药250g、枳实250g、大黄500g、厚朴250g、杏仁250g。常用方剂还有济川煎、润肠丸、五仁丸等。

④逐水剂，代表方如十枣汤：芫花、甘遂、大戟各等份，研为末，每服0.5～1g，大枣10枚煎汤送服。常用方剂还有舟车丸、疏凿饮子、控涎丹等。

⑤攻补兼施剂，代表方如新加黄龙汤：细生地15g、生甘草6g、人参4.5g、生大黄9g、芒硝3g、玄参15g、麦冬15g、当归4.5g、海参2条、姜汁6匙。常用方剂还有增液承气汤、黄龙汤、承气养营汤等。

（三）和解剂

和解剂具有和解、解郁、疏畅、调和等作用，治疗少阳病或肝脾不和、胃肠不和等证。主要类型有：

①和解少阳剂，代表方如小柴胡汤：柴胡12g、黄芩9g、人参6g、半夏9g、炙甘草5g、生姜9g、大枣4枚。常用方剂还有蒿芩清胆汤、柴胡枳桔汤、柴胡达原饮、达原饮、清脾饮等。

②调和肝脾剂，代表方如四逆散：柴胡6g、枳实6g、芍药6g、炙甘草6克。常用方剂还有逍遥散、痛泻要方、枳实芍药散、柴胡疏肝散、加味逍遥散、黑逍遥散等。

③调和肠胃剂，代表方如半夏泻心汤：半夏（洗）12g、黄芩9g、干姜9g、人参9g、黄连3g、大枣12枚(擘4枚)、炙甘草各6g。常用方剂还有生姜泻心汤、甘草泻心汤、黄连汤等。

（四）清热剂

清热剂以清热药为主组成，具有清热、泻火、凉血、解毒、滋阴透热等作用。主要类型有：

①清气分热剂，代表方如白虎汤：石膏30～45g、知母18g、炙甘草6g、粳米18g。常用方剂还有竹叶石膏汤、白虎加人参汤、白虎加桂枝汤、白虎加苍术汤等。

②清营凉血剂，代表方如清营汤：犀角2g、生地黄15g、元参9g、竹叶心3g、麦冬9g、丹参6g、黄连5g、银花9g、连翘6g。常用方剂还有犀角地黄汤、清宫汤等。

③清热解毒剂，代表方如黄连解毒汤：黄连9g、黄芩6g、黄柏6g、栀子9g。常用方剂还有泻心汤、凉膈散、普济消毒饮等。

④气血两清剂，代表方如清瘟败毒饮：生石膏（大剂180～240g，中剂60～120g，小剂24～36g）、小生地（大剂18～30g，中剂9～15g，小剂6～12g）、乌犀角（大剂18～24g，中剂9～15g，小剂6～12g）、真川连（大剂12～18g，中剂6～12g，小剂3～4.5g）、栀子、桔梗、黄芩、知母、赤芍、玄参、连翘、甘草、丹皮、鲜竹叶（后10味未定用量）。常用方剂还有神犀丹、化斑汤等。

⑤清脏腑热剂，代表方如龙胆泻肝汤：龙胆草（炒）6g、黄芩（炒）9g、栀子（炒）9g、泽泻9g、木通6g、当归（炒）3g、地黄6g、柴胡6g、甘草6g、车前子6g。常用方剂还有导赤散、左金丸、泻白散、清胃散、泻黄散、玉女煎、芍药汤、白头翁汤、清心莲子饮、泻青丸、当归龙荟丸、戊己丸、香连丸、葶苈大枣泻肺汤、黄芩汤、白头翁加甘草阿胶汤等。

⑥养阴清虚热剂，代表方如青蒿鳖甲汤：青蒿6g、鳖甲15g、生地12g、知母6g、丹皮9g。常用方剂还有秦艽鳖甲散、清骨散、当归六黄汤等。

（五）祛暑剂

以祛暑药为主组成，具有祛除暑邪的作用，主治夏季感受暑邪而生的各种暑病。主要类型有：

①祛湿清热剂，代表方如清络饮：鲜荷叶边6g、鲜银花6g、西瓜翠衣6g、鲜扁豆花6g、丝瓜皮6g、鲜竹叶心6g。

②祛暑解表剂，代表方如新加香薷饮：香薷6g、银花9g、鲜扁豆花9g、厚朴6g、连翘9g。常用方剂还有香薷散等。

③祛暑利湿剂，代表方如六一散：滑石180g、甘草30g。常用方剂还有桂苓甘露饮、益元散、碧玉散、鸡苏散等。

④清暑益气剂，代表方如清暑益气汤：西洋参5g、石斛15g、麦冬9g、黄连3g、竹叶6g、荷梗15g、知母6g、甘草3g、粳米15g、西瓜翠衣30g。

（六）温里剂

以温热药物为主组成，具有温里助阳、散寒通脉作用，能除脏腑经络间的寒邪，主治阴寒在里的病证。主要类型有：

①温中祛寒剂，代表方如理中丸：人参6g、干姜5g、甘草6g、白术9g（原方丸剂各用90g）。常用方剂还有吴茱萸汤、小建中汤、大建中汤、附子理中丸、理中化痰丸、桂枝人参汤、黄芪建中汤、当归建中汤等。

②回阳救逆剂，代表方如四逆汤：炙甘草6g、干姜6～9g、附子1枚（生用破8片）。常用方剂还有回阳救急汤、黑锡丹、四逆加人参汤、白通汤、通脉四逆汤、参附汤等。

③温经散寒剂，代表方如当归四逆汤：当归12g、桂枝9g、芍药9g、细辛3g、通草6g、大枣8枚（擘）、炙甘草6g。常用方剂还有当归四逆加吴茱萸生姜汤、黄芪桂枝五物汤等。

（七）补益剂

以补益药物为主组成，具有滋养、补益人体气血阴阳不足的作用，主治各种虚证。主要类型有：

①补气剂，代表方如四君子汤：人参9g、白术9g、茯苓9g、炙甘草6g。常用方剂还有参苓白术散、补中益气汤、生脉散、人参蛤蚧散、异功散、六君子汤、香砂六君子汤、保元汤、七味白术散、举元煎、升陷汤、人参胡桃汤等。

②补血剂，代表方如四物汤：当归10g、川芎8g、白芍12g、熟地12g。常用方剂还有当归补血汤、归脾汤、炙甘草汤、圣愈汤、桃红四物汤、加减复脉汤等。

③气血双补剂，代表方如八珍汤：当归10g、川芎5g、白芍药8g、熟地15g、人参3g、白术10g、茯苓8g、炙甘草5g。常用方剂还有泰山磐石散、十全大补汤、人参养荣汤等。

④补阴剂，代表方如六味地黄丸：熟地24g、山茱萸12g、牡丹皮9g、山药12g、茯苓9g、泽泻9g。常用方剂还有知柏地黄丸、都气丸、麦味地黄丸、杞菊地黄丸、左归丸、左归饮、大补阴丸、虎潜丸、二至丸、桑麻丸、一贯煎、石斛夜光丸、补肺阿胶汤、月华丸、龟鹿二仙胶、七宝美髯丹等。

⑤补阳剂，代表方如肾气丸（丸剂量）：干地黄240g、山药120g、山茱萸120g、茯苓90g、泽泻90g、丹皮90g、桂枝30g、附子30g。常用方剂还有济生肾气丸、十补丸、右归丸、右归饮等。

（八）固涩剂

以固涩药物为主组成，具有收敛固涩作用，主治气血精津滑脱散失之证。主要类型有：

①固表止汗剂，代表方如玉屏风散：防风30g、黄芪30g、白术60g。常用方剂还有牡蛎散等。

②敛肺止咳剂，代表方如九仙散：人参10g、款冬花10g、桑白皮10g、桔梗10g、五味子10g、阿胶10g、乌梅10g、贝母5g、罂粟壳（蜜炙）15g。

③涩肠固脱剂，代表方如真人养脏汤：人参18g、当归18g、白术18g、肉豆蔻15g、肉桂24g、炙甘草24g、白芍药48g、木香42g、诃子36g、罂粟壳108g。常用方剂还有四神丸、桃花汤、赤石脂禹余粮汤等。

④涩精止遗剂，代表方如金锁固精丸：沙苑蒺藜（炒）60g、芡实（蒸）60g、 莲须60g、龙骨（酥炙）30g、牡蛎（盐水煮一日一夜煅粉）30g。常用方剂还有水陆二仙丹、桑螵蛸散、缩泉丸等。

⑤固崩止带剂，代表方如固经丸：黄芩30g、白芍30g、龟板30g、椿根皮21g、黄柏9g、香附7g。常用方剂还有固冲汤、震灵丹、完带汤、易黄汤、清带汤等。

（九）安神剂

以重镇安神或滋养安神药物为主组成，具有安神作用，主治神志不安之证。主要类型有：

①重镇安神剂，代表方如朱砂安神丸：朱砂15g、黄连18g、炙甘草16g、生地黄8g、当归8g。常用方剂还有生铁落饮、珍珠母丸、磁朱丸等。

②滋养安神剂，代表方如酸枣仁汤：酸枣仁15g、甘草4g、知母10g、茯苓12g、川芎10g。常用方剂还有定志丸、天王补心丹、柏子养心丸、枕中丹、甘麦大枣汤等。

（十）开窍剂

以芳香开窍药物为主组成，具有开窍醒神作用，主治神昏窍闭之证。主要类型有：

①凉开剂，代表方如安宫牛黄丸（丸剂量）：牛黄、郁金、犀角、黄芩、黄连、雄黄、栀子、朱砂各30g，冰片、麝香各7.5g，珍珠15g，金箔为衣。常用方剂还有牛黄清心丸、紫雪、至宝丹、小儿回春丹、行军散等。

②温开剂，代表方如苏合香丸（丸剂量）：苏合香油（入安息香膏内）30g，安息香（为末，用无灰酒一升熬膏）、沉香、麝香、丁香、白术、青木香、乌犀屑、香附子（炒）、朱砂（水飞）、诃黎勒（煨）、白檀香、荜茇各60g，龙脑（研）、熏陆香（研）各30g。常用方剂还有冠心苏合丸、紫金锭等。

（十一）理气剂

以理气药为主组成，具有行气或降气作用，主治气滞、气逆证。主要类型有：

①行气剂，代表方如越鞠丸：苍术、香附、川芎、神曲、栀子各

等分，研末为丸。常用方剂还有金铃子散、延胡索散、半夏厚朴汤、枳实薤白桂枝汤、瓜蒌薤白白酒汤、瓜蒌薤白半夏汤、橘核丸、天台乌药散、三层茴香丸、导气汤、暖肝煎、厚朴温中汤、良附丸等。

②降气剂，代表方如苏子降气汤：紫苏子9g、半夏9g、川当归6g、炙甘草6g、前胡6g、厚朴6g、肉桂3g。常用方剂还有定喘汤、四磨汤、五磨饮子、旋复代赭汤、干姜人参半夏丸、橘皮竹茹汤、新制橘皮竹茹汤、丁香柿蒂汤等。

（十二）理血剂

以理血药为主组成，具有活血调血或止血的作用，主治血瘀或出血证。主要类型有：

①活血祛瘀剂，代表方如核桃承气汤：核桃12g、大黄12g、桂枝6g、炙甘草6g、芒硝6g。常用方剂还有下瘀血汤、血府逐瘀汤、通窍活血汤、膈下逐瘀汤、少腹逐瘀汤、身痛逐瘀汤、复元活血汤、七厘散、补阳还五汤、失笑散、手拈散、丹参饮、温经汤、艾附暖宫丸、生化汤、活络效灵丹、桂枝茯苓丸、大黄䗪虫丸等。

②止血剂，代表方如十灰散：大蓟、小蓟、荷叶、侧柏叶、茅根、茜根、山栀、大黄、牡丹皮、棕榈皮各等分，各烧灰存性，为末，作散剂，每服15g。常用方剂还有四生丸、咳血方、槐花散、槐角丸、小蓟饮子、黄土汤、胶艾汤等。

（十三）治风剂

以辛散祛风或熄风止痉的药物为主组成，具有疏散外风或平息内风的作用，主治各种风病。主要类型有：

①疏散外风剂，代表方如大秦艽汤：秦艽9g、川芎6g、独活6g、当归6g、白芍6g、石膏6g、甘草6g、羌活3g、防风3g、白芷3g、黄芩3g、白术3g、茯苓3g、生地3g、熟地3g、细辛2g。常用方剂还有消风散、川芎茶调散、菊花茶调散、苍耳子散、牵正散、玉真煎、五虎追风散、小

活络丹、大活络丹等。

②平息内风剂，代表方如羚角钩藤汤：羚角片4.5g、双钩藤9g、霜桑叶6g、滁菊花9g、生白芍9g、茯神木9g、鲜生地15g、川贝母12g、淡竹茹15g、生甘草3g。常用方剂还有钩藤饮、镇肝熄风汤、建瓴汤、天麻钩藤饮、阿胶鸡子黄汤、大定风珠、小定风珠、三甲复脉汤、地黄饮子等。

（十四）治燥剂

以轻宣辛散或甘凉滋润的药物为主组成，具有轻宣外燥或滋润内燥等作用，主治燥证。主要类型有：

①轻宣润燥剂，代表方如杏苏散：苏叶、半夏、茯苓、前胡、苦桔梗、枳壳、甘草、生姜、橘皮、杏仁各6g，大枣2枚。常用方剂还有桑杏汤、翘荷汤、清燥救肺汤、沙参麦冬汤等。

②滋阴润燥剂，代表方如养阴清肺汤：大生地6g、麦冬5g、生甘草5g、玄参5g、贝母3g、丹皮3g、薄荷3g、炒白芍3g。常用方剂还有百合固金汤、麦门冬汤、琼玉膏、玉液汤、增液汤等。

（十五）祛湿剂

以祛湿药物为主组成，具有化湿利水、通淋泄浊作用，主治水湿病证。主要类型有：

①燥湿和胃剂，代表方如平胃散：苍术15g、 厚朴9g、 陈皮9g、炙甘草4g。常用方剂还有藿香正气散、不换金正气散、柴平汤、六和汤等。

②清热祛湿剂，代表方如茵陈蒿汤：茵陈30g、栀子15g、大黄9g。常用方剂还有栀子柏皮汤、茵陈四逆汤、三仁汤、藿朴夏苓汤、黄芩滑石汤、甘露消毒丹、连朴饮、蚕矢汤、八正散、五淋散、二妙散、三妙丸、四妙丸等。

③利水渗湿剂，代表方如五苓散：猪苓9g、泽泻15g、白术9g、茯

苓9g、桂枝6g。常用方剂还有四苓散、茵陈五苓散、胃苓散、猪苓汤、防己黄芪汤、防己茯苓汤、五皮散等。

④温化水湿剂，代表方如苓桂术甘汤：茯苓12g、桂枝9g、白术6g、炙甘草6g。常用方剂还有甘草干姜茯苓白术汤、真武汤、附子汤、实脾散、萆薢分清饮等。

⑤祛风胜湿剂，代表方如羌活胜湿汤：羌活6g、独活6g、藁本3g、防风3g、炙甘草3g、川芎3g、蔓荆子2g。常用方剂还有蠲痹汤、独活寄生汤、三痹汤、鸡鸣散等。

（十六）祛痰剂

以祛痰药为主组成，具有消除痰饮的作用，主治各种痰病。主要类型有：

①燥湿化痰剂，代表方如二陈汤：半夏15g、橘红15g、白茯苓9g、炙甘草5g。常用方剂还有导痰汤、涤痰汤、温胆汤、十味温胆汤、茯苓丸等。

②清热化痰剂，代表方如清气化痰丸：陈皮（去白）、杏仁（去皮尖）、枳实（麸炒）、黄芩（酒炒）、瓜蒌仁（去油）、茯苓各30g，胆南星、制半夏各45g，姜汁为丸。常用方剂还有小陷胸汤、柴胡陷胸汤、滚痰丸等。

③润燥化痰剂，代表方如贝母瓜蒌散：贝母5g、瓜蒌3g、花粉2.5g、茯苓2.5g、橘红2.5g。

④温化寒痰剂，代表方如苓甘五味姜辛汤：茯苓12g、甘草6g、干姜9g、细辛6g、五味子6g。常用方剂还有冷哮丸、三子养亲汤等。

⑤治风化痰剂，代表方如半夏白术天麻汤：半夏9g、天麻6g、茯苓6g、橘红6g、白术15g、甘草4g、生姜1片、大枣2枚。常用方剂还有定痫丸、止咳散等。

（十七）消食剂

以消导药为主组成，具有消食导滞、化积消痞的作用，主治食积停滞。主要类型有：

①消食导滞剂，代表方如保和丸：山楂180g、神曲60g、茯苓90g、半夏90g、连翘30g、陈皮30g、莱菔子30g。常用方剂还有大安丸、枳实导滞丸、木香槟榔丸、枳术丸、曲蘗枳术丸、橘半枳术丸、香砂枳术丸、健脾丸、资生丸等。

②消痞化积剂，代表方如枳实消痞丸：干姜3g、炙甘草6g、麦芽曲6g、白茯苓6g、白术6g、半夏曲9g、人参9g、厚朴12g、枳实15g、黄连15g。常用方剂还有鳖甲煎丸等。

（十八）驱虫剂

以驱虫药物为主组成，具有驱杀人体寄生虫的作用，主治人体寄生虫病。代表方如乌梅丸（丸剂量）：乌梅480g、细辛180g、干姜300g、黄连480g、当归120g、附子（炮去皮）180g、蜀椒（炒香）120g、桂枝180g、人参180g、黄檗180g。常用方剂还有理中安蛔汤、连梅安蛔汤、肥儿丸、布袋丸、化虫丸、伐木丸等。

（十九）涌吐剂

以涌吐药为主组成，具有涌吐痰涎、宿食、毒物等作用，主治痰厥、食积、误食毒物等病。代表方如瓜蒂散：瓜蒂（熬黄）1份、赤小豆1份，研细末和匀，每服1～3g，用淡豆豉9g煎汤送服。常用方剂还有三圣散、救急稀涎散、盐汤探吐方等。

（二十）痈疡剂

主治痈疡疮疡病证的一类方剂。代表方如仙方活命饮：白芷3g、贝母6g、防风6g、赤芍药6g、当归尾6g、甘草节6g、皂角刺（炒）6g、穿山甲（炙）6g、天花粉6g、乳香g6、没药6g、金银花9g、陈皮9g。常用方剂还有连翘败毒散、五味消毒饮、银花解毒汤、四妙勇安汤、五神汤、神效托里散、犀黄丸、醒消丸、蟾酥丸、牛蒡解肌汤、海藻玉壶汤、透脓散、阳和汤、中和汤、小金丹、内补黄芪汤、苇茎汤、大黄牡丹汤、清肠饮、薏苡附子败酱散、薏苡仁汤等。

参考文献

[1]（唐）王冰注. 黄帝内经素问[M]. 上海：商务印书馆，1955.

[2]（金）成无己. 伤寒明理论[M]. 上海：上海科学技术出版社，1980.

[3]（明）吴昆. 医方考[M]. 北京：人民卫生出版社，1990.

[4]（清）汪昂. 医方集解[M]. 上海：上海科学技术出版社，1959.

[5]（清）罗美. 古今名医方论[M]. 南京：江苏科学技术出版社，1983.

[6]（清）徐大椿. 医学源流论[M]. 北京：人民卫生出版社，1988.

[7]陈邦贤. 中国医学史[M]. 上海：商务印书馆，1957.

[8]许济群. 方剂学[M]. 上海：上海科学技术出版社，1985.

[9]彭怀仁. 中医方剂大辞典[M]. 北京：人民卫生出版社，1993.

[10]朱建平. 中医方剂学发展史[M]. 北京：学苑出版社，2009.

索　引

（按汉语拼音顺序排列）

J

K

L

M

P

Q

R

T